THE INSOMNIA DIARIES

HOW I LEARNED TO SLEEP AGAIN

米蘭達・里維——著
Miranda Levy
朱怡康——譯

獻給A和J

紀念我深深思念的媽媽，溫蒂・里維（Wendy Levy）

目次

◎人到底該睡多久？該什麼時間睡？
◎失眠在什麼情況下會被轉介給精神科醫生？精神科醫生可能會怎麼做？
◎暫時性失眠怎麼變成甩不掉的長期失眠？——前置因子／誘發因子／持續因子

第二部：輾轉難眠……73
Part Two: Tossing and Turning

當你少了「夜」來分割二十四小時時間單位，怎麼算「天」就變得十分困難。每晚上床我都滿懷希望。誰知道呢？搞不好今晚可以成功。我吞藥，躺平，樂觀等待睡意悄悄來襲。我聽見家人一個個上床。一個小時後我還是醒著，於是我打開收音機，黏著電腦，掛在網路上到處亂逛。

整整十年，我每天的精華時間都耗在床上。醒著。我每天都在求救。醫護人員也知道我人在這裡。可是我得到的幫助只有藥，越來越多藥，每次都是藥，但吃藥似乎越來越不是辦法（何況它們根本沒讓我睡著）。

日誌：◎發病第二年　◎發病第三年　◎發病第四年　◎發病第五年
◎發病第六年　◎發病第七年　◎發病第八年
專欄：◎出現自殺念頭時該怎麼辦？——想自殺是什麼感覺？
◎失眠對身體健康有什麼影響？
◎部分睡眠不足
◎慢性失眠——體重上升／糖尿病／心臟病／失智症／阿茲海默症／病毒感染／我遇到的其他問題

我開始想不起來某些夜裡的某些時刻做了什麼。過去八年，我一直可以很明確告訴你我什麼時候在做什麼，例如每天凌晨都在聽廣播。但我漸漸開始出現奇怪的時間跳躍，比如前一刻看時鐘還是兩點四十五分，下一刻它就變成四點零六分。我的睡眠時數緩步成長，不是指數型成長，而是時進時退那種，但整體來說逐漸提高。這種變化帶給我的喜

前言：這本書不只讓你少走冤枉路，也帶給你希望　蘇菲．博斯托克博士
Foreword by Dr Sophie Bostock

「可以請您提供三個一夜好眠的技巧嗎？大約兩百字左右……」

我心裡一沉。睡眠科學界的每一個人都怕遇到這個問題。不是我們不想幫忙——我們很想。讓更多人知道有根據的睡眠建議一直是我的職志，我通常也盡力配合作答，不論對方希望我提供的是三個、五個或七個技巧，但我總是抓不好字數。真正的問題是：你有睡眠問題的時間越長，泛泛而談的小技巧就對你幫助越少，你也越難解鎖一夜好眠。

睡眠科學不是火箭科學，但睡眠系統也有十分精密的部分。出問題的時間越長，回到正軌就越難。

所以我得承認：米蘭達．里維第一次和我聯絡時（她當時正為《每日電訊報》

〔*Telegraph*〕寫專欄），我不太想接電話。「不會講多久的。」走出圖書館時，我默默對自己說。結果四十五分鐘後，我們還在談。我在停車場已踱了十五圈，心裡念著我的電腦還留在圖書館裡，桌上的（低卡）咖啡一定涼了，我最好趕快回座。

米蘭達和別的記者不一樣。她不只是想知道對付失眠的辦法而已，她真的想徹底了解前因後果。我記得講到一半的時候，她說：「是，我知道這種辦法，但我試過了，不太有用。」

會這樣講的多半不是記者，而是長年睡不好覺的人。我深吸一口氣，開始為研究顯示有效的治療辦法提出華麗的辯護。

如果你曾經年累月與睡眠問題奮戰，每次聽見新「絕招」就忍不住在心裡冷笑，是完全可以理解的。分辨仙丹和偏方並不容易，遺憾的是：睡眠領域多的是偏方。

也許你拿起這本書時一邊心想：「主題不錯，但幫得了我嗎？」

我沒辦法給你任何保證，但我敢說米蘭達的故事能讓你眼睛一亮，也能讓你學到新的東西。雖然我覺得這本書只要能讓人別走冤枉路，就有一定的意義，但我希望它發揮的作用不僅於此。

失眠是孤獨的，不只是因為眾人皆睡你獨醒，也因為睡眠不足的大腦猶如孤軍。

由於演化的關係，我們的大腦將失去睡眠視為警告訊號。讓我們的祖先徹夜不眠的是獵食者，而不是Netflix，所以缺乏睡眠會讓我們高度警戒。少睡會讓我們對潛在的敵人更敏感（舉例來說，我們會更容易把面無表情當成心懷不軌，也自然而然會想逃避社交環境）。當大腦把注意力轉向自衛，我們也會分散理性決策機制的資源。我們會變得更衝動，更不容易控制自己的情緒。

短期來說，這會讓我們意氣用事，長期來看，這會讓我們難以專注、難以學習、難以記憶、難以同理，難以做出理性而細膩的決定。

我們現在知道睡眠和心理健康密不可分。睡不好的人將來罹患焦慮症和憂鬱症的風險，是睡得好的人的兩倍以上。夜裡經常煩惱難眠的人對此或許不感意外，但還是有好消息的：改善睡眠也能改善心理健康。

我和大多數投身睡眠科學的人一樣，是意外踏進這個領域的。我一直想知道怎麼讓人快樂。我想當醫生，因為行醫能助人；而因為我很會考試，我如願進入醫學院，完成學士學業。但四年級時，我們這些醫學生開始接觸真實的人，不快樂的人，可是面對每天掀起的情緒漩渦，我的準備卻不足得可悲。

我也曾因自覺無法負荷而求醫，我也曾像千百萬人一樣拿過抗憂鬱藥處方。我那時二十二歲，談話治療得排到六個月後，而我因為過於擔心洋洋灑灑的副作用，就是不肯借助藥物解決我的職涯困境。我把藥扔了，從學校休學，另尋他途。

我在醫學院裡沒學到多少睡眠的事（雖然我們對睡眠不足都很熟悉，尤其是喝酒引起的那種）。就我記憶所及，我們的課程把身體和大腦分成不同系統：心臟與循環系統、腎臟、肺臟與呼吸道系統、消化系統、免疫系統等等。失眠則是和睡眠呼吸中止症（sleep apnoea）、猝睡症（narcolepsy）和不寧腿症候群（restless legs syndrome）一起擠在五十分鐘的課裡。在那堂課上，唯一能引起菜鳥醫學生一丁點興趣的是猝睡症，一種有時挺戲劇化的突發性睡眠症狀。可是在英國，失眠的人大約有百分之十，猝睡症的人則是百分之〇．一。

幾年後，我回到學校完成博士學業。我感興趣的還是快樂，所以我決定研究為什麼快樂的人往往比不快樂的人長壽。這個領域叫「心理生物學」（psychobiology），探究的是想法、行為和生理的關連，它對我啟發很大，但我讀醫學院時甚至沒注意到有這個學門。原來，正面情緒（如快樂、滿足）對壓力賀爾蒙、血壓和發炎有直接而可量化的影響。那麼，怎麼做有助於調適心情和增進正面情緒呢？答案是運動、健康飲食，以及最重要的——睡眠。

睡眠讓我們神清氣爽、精神奕奕，它有助於提升專注力、學習新事物和控制體重，也讓我們更能自制，減少患病風險，而且它完全不用錢。雖然我受過基礎醫學訓練，但還是相當驚訝失眠的人竟然高達百分之十——這代表不論在任何時候，十個成人裡至少有一個得不到「睡眠」這種仙丹妙藥。令我更驚訝的是：專家建議的第一線失眠治療其實不是吃藥（至少一開始不是），而是證據顯示有效的非藥物治療——失眠認知行為療法（cognitive behavioural therapy for insomnia）。在這本書裡，你會得到這種療法的更多資訊。

教我這門學問的是牛津大學教授、睡眠科學大師科林．艾斯匹（Colin Espie）。科林曾在英國國民保健體系（NHS）中擔任臨床心理師數十年，後來決心要讓CBTi更加普及，與他先前的一名病人一起創立Sleepio數位計畫。在我自己像傳教一樣地宣傳睡眠的重要性之前，我曾研究睡眠和推廣數位CBTi六年。我從那時開始就一直和個人、公司、健康照顧者、頂尖運動員、軍方和警方合作，協助他們改善睡眠品質和提升表現。我熱愛我的工作，常常覺得它是世界上最好的一種。

我之所以花了一些篇幅敘述自己的職涯，是希望能為米蘭達接下來要談的醫學經驗提供一些脈絡。醫學訓練無疑已有所長進，而幸運的是，現在已經更容易在

NHS中為心理健康尋求談話治療。然而，許多執業醫師的睡眠科學訓練依舊有限。儘管我們現在已經知道：人生大事、想法、行為、生理症狀和支持網絡環環相扣，不只影響我們的情緒，也影響我們的睡眠，但很多醫師所受的訓練仍未反映新的知識。

在今天，如果你為了睡眠問題求醫，不論你的全科醫生（GP，general practitioner）多麼天賦異稟、仁心仁術，都很難在平均八分鐘的問診時間裡追根究底，與你完整討論各種可能的原因和治療選項。我們就直說了吧：直接開藥給你快多了。當求診的病人認為自己需要安眠藥，醫師必須有十足決心才能讓他們相信還有別的辦法。

• • •

聽米蘭達說她在寫這本書的時候，我非常開心，原因有三個：

第一，因為我知道不論這個主題多麼沉悶，米蘭達都有本事把它寫得精采好讀。這一定會是一本吸引人的故事。

第二，因為我希望你或你關心的人能在走上同樣的路之前讀到它。每個人都可能遇上失眠的困擾。這本書能讓你更了解相關問題，避免抄捷徑或掉入常見的陷阱。

第三，因為如果你正遭受失眠之苦，我希望這本書能讓你知道自己沒那麼孤獨。

你或許覺得全世界沒有人受過和你一樣的考驗——的確沒錯，你的人生經驗是獨一無二的。但我希望這本書能讓你了解：你會有這種感覺是有原因的，但有效的治療方法確實存在，而且，不論問題看起來多糟，還是有希望。

免責聲明

受失眠之苦的成人數以百萬，如果您是其中之一，也為此困擾，請諮詢您的醫師或符合資格的醫療工作者。

作者並非書中討論議題之健康照顧者或專業人士，本書反映的是作者對於這些議題的經驗與見解，作者也參考和詮釋了其他人的看法。本書無法提供診斷或治療任何醫療問題之用，亦不應做此用途。讀者需自行判斷書中觀點和資訊，如有應用需自負風險。

PART 1

黑夜降臨
Darkness Descends

◎發病第三年

6月29日
睡眠時數0小時0分

晚上十一點四十七分。鄰居的青春期兒子剛從夜店回家，啪地一聲甩上大門。一小時後，最後一班地鐵大搖大擺隆隆駛過。我狠狠拍了幾下枕頭，想換個舒服點的姿勢。我絕不開窗，因為我怕聽見清晨的第一聲鳥囀，那會讓我知道第二天就要開始，知道自己再次一敗塗地——敗給苦求不得一種基本人權：睡眠。

但我不是俘虜，我的面前沒有視〈日內瓦公約〉如無物的拷問者，沒有人不讓我睡，我身上沒有纏著電極，也沒有霓虹燈整晚照著我的臉。我裝了遮光窗簾，整張雙人床也歸我獨享。我的敵人是自己的大腦，還有我忘了怎麼關機的身體。

我翻來覆去，羽絨被被我揪得像嚼過的口香糖。我該怎麼停止胡思亂想？我精疲力盡，無法閱讀：書上的字像是在我眼前跳舞，何況我已累到連書都拿不起。有些夜晚我在腦子裡寫小說，連完整的角色發展都想好了，但我累得無法提筆。

今晚，我轉到talkSPORT電台，因為它有個叫「The Two Mikes」的晨間節目，主持的兩個ＤＪ風格辛辣。其實我不曉得自己幹嘛要聽，但因為他們開嗆的東西離我太遠，聽起來反而了無牽掛，多少能減輕我對「拋棄」家庭、朋友和工作的罪惡感。

現在是清晨三點五十六分。全世界只剩我和鬧鐘上的紅色數字。遮光窗簾透出灰濛濛的光。飛機開始在上空盤旋。送牛奶的來了（什麼年代了，居然還有人訂牛奶？），我最討厭的東西也來了：鳥兒開始牠們的晨間合唱，開啟另一個漫長的日子。

全世界的人都在迎接陽光，而我他媽恨死了它。

◎五年前[1]

1月15日
睡眠時數8小時，有時9小時——甚至10小時

我叫米蘭達。我喜歡酒吧搶答之夜，喜歡格雷伯爵茶（尤其喜歡星期五送孩子上學後和別的志工媽媽一起喝），喜歡雜誌出刊後來一杯龐貝酒（Bombay）加通寧，喜歡披頭四、瑪姬・歐法洛（Maggie O'Farrell）的小說、旅館、Farrow & Ball的油漆、我的Chloé Bay手提包、聊天（我很能聊）和笑。兩個讀小學的孩子總是為我帶來驚喜和歡樂。

我不喜歡無知和亂用縮寫符號。

可是在接下來的十年，我不再知道自己喜歡或不喜歡什麼，有時候甚至忘了自己的想法和個性。這場失眠抗戰讓我換了一個又一個精神科醫生，讓我丟了工作、失去

1 此處指作者因失眠而開始寫作「那時」的五年前。

房子、外表崩壞，甚至一度家庭破裂。而當然，我失去了理智。

事實上，我唯一獲得的就是體重。

5月12日
睡眠時數8小時15分

今天是我四十歲生日，我過得非常充實。週末會有六十個朋友來我北倫敦的維多利亞式別墅，在後院辦一場熱熱鬧鬧的派對。

我一邊試穿我的Joseph罌粟花洋裝和紫色瑪莉珍鞋，一邊想著自己多麼幸運。在女性雜誌和全國性報紙當了十六年記者後，我剛剛成為一本頂尖親子雜誌的主編。我有可愛聰明的孩子、英俊帥氣的丈夫，還有一份專業亮眼的工作。

我的衣櫥放滿走在流行尖端的鞋子和手提包。雖然我不因此自鳴得意，但我對人生絕對心滿意足。

◎發病第一年

4月8日
睡眠時數8小時32分

今天輪到我送孩子上學，所以我耽擱了一些時間，最後匆匆把車子停在車站旁便跳上地鐵。上午有一個會要討論試用親子用品（推車、尿布、安全座椅等等），為我們雜誌十一月要頒的年度大獎預作準備。又到了家有幼兒的人挑肥揀瘦的時節。

我做現在的工作快兩年了，漸漸覺得駕輕就熟，得心應手。雖然建立好的團隊需要時間，但這個部分已經大功告成。我們重新規劃雜誌內容，我也兩度入圍英國雜誌編輯協會（British Society of Magazine Editors）專業獎項。

我從編輯「產品」的工作得到很大的滿足感（在這個網路盛行、用詞隨性、把動詞當名詞用、也把名詞當動詞用的時代，業內人士稱雜誌為「產品」。我還聽人說過要「進行一個聘雇新人的動作」。儘管如此，這是我無論如何都無法割捨的工作）。與作者和設計師互動讓我獲益良多，學到商業面的新東西也是如此。

女性雜誌（含育兒雜誌）的世界光鮮亮麗。我剛入行時待過幾家時尚和美妝雜誌，後來為全國性小報寫稿，現在的主要任務之一是頒獎，在柏寧酒店（Park Lane hotel）和時尚名流主持典禮。上晚餐前，我負責在六百個人面前照讀稿機致歡迎詞。

這份工作的其他部分是拍拍照片，和B咖喝喝咖啡。今年稍早，我和我的副主編受邀參加鮑里斯．強森（Boris Johnson）辦的活動，他當時還是倫敦市長。幾杯黃湯下肚後，我們開始高談闊論，抱怨倫敦的親子友善設施爛透了，推嬰兒車的家長根本寸步難行。「牛津街應該要設推車專用步道！」我們慷慨陳詞。倒楣的強哥一臉迷惘，手足無措。

我在這間出版社做得愉快，和老闆也處得不錯。我還嗅出一些跡象：某家更大、更主流的雜誌似乎有意延攬我，因為他們的現任主編可能會更上一層樓。

年度大獎的會開完後，我和一位作者在蘇荷區的餐廳共進午餐，然後回去審稿，又看了我們打算請的新美編的作品集。一天很快就過了。我趕回家讓保姆下班，幫孩子洗澡，哄他們上床，獎勵自己一杯黑皮諾，接著再來一杯。我打開電視看幾個人談即將到來的選舉，用黑莓機收收郵件。

混著混著就到了十點半，我洗完澡，讀點書，馬上睡著。第二天快七點才起床。

7月16日
睡眠時數7小時22分

提著兩個沉重的超市提袋，我笨手笨腳打開前門，身上還穿著震動訓練機（Power Plate）的運動服。我星期五休假時總是這樣，這叫「歡樂星期五」。沒想到的是：門一打開，竟然看到我先生站在客廳。

我和他在一起十三年了，結婚也已經九年。但我們兩個工作都忙，照顧兩年內先後報到的兩個孩子更令人精疲力竭，我們的關係開始走調（我四十二歲，他小我兩歲）。其實我意識到這件事有一段時間了，但我用工作、朋友和親人轉移注意力。他開始說話。我心神大亂，只聽到一部分，總之結論是：他想結束婚姻。

我聽人講過所謂「滑門時刻」（Sliding Doors moments）〔2〕，你的世界天翻地覆，一切都不再一樣了。我現在終於知道那是什麼感覺。

2 譯註：出自一九九八年電影《雙面情人》（*Sliding Doors*），指人生走向平行時空的關鍵轉捩點。

我不太記得接下來的事，但我肩負重任，絕不能因此動搖：明天是我們兒子的六歲生日派對，我得做個足球場蛋糕（超市提袋裡有糖霜、綠色食用色素和小球門模型。我連步驟都整理好了。這是我的一大成就，我的糕點功夫向來很弱）。接下來的事像是夢遊，我不知怎地做好了蛋糕，也不知何時打了電話給我最好的朋友，痛哭流涕。我像個遊魂，從頭到尾失魂落魄。

我照平常的時間哄孩子睡覺，自己差不多十一點上床，但兩點過了還睡不著，四點半也還是醒著。我覺得自己一步步掉回從前，一個我再也不想經歷的「從前」。

7月17日
睡眠時數2小時13分

我兒子的足球派對很成功，但我什麼也不記得。

7月18日
睡眠時數35分鐘

那個「從前」是我幾年前失眠的六個月。聖誕節前幾天，我突然開始嘔吐，腹痛如絞。由於我兩個孩子當時都還很小，我以為是他們傳染腸胃炎給我。醫生要我在家休養三天，但不到三天我就進了急診室，診斷是闌尾破裂。

於是，我在聖誕節當天接受緊急手術。醫生們說我當時已經併發腹膜炎加敗血症，能活下來實在是運氣。

拜外科醫師技術精湛之賜，我的身體沒有受到太大的傷害，可是在明亮吵雜的病房吊了兩個星期點滴之後，我的睡眠嚴重受到影響，即使後來回到我昏暗安靜的臥室都沒改善。

我被失眠擊垮了好幾個月，沒辦法照常寫稿，也沒辦法好好照顧兩個還是幼兒的孩子。雖然醫生有時會開安眠藥給我，但我一夜還是只能睡上兩個鐘頭。我先生出手相助（這件事我永遠感謝），但我鐵了心要竭盡所能當個好媽媽。儘管如此，光是為孩子洗澡和說故事都得賭上我全部精力，親他們的時候也草草了事。

故事書裡的文字變得像是天書，金髮姑娘、梅格、莫格、查理、蘿拉[3]像串通好了似地一起整我，而且故事結尾一定是他們上床睡覺。

3 譯註：皆為英國童書主角。

好在我先生一路扶持，我也遇到很不錯的精神科醫師（他開給我低於臨床劑量的曲唑酮〔trazodone〕，這是一種鎮靜式抗憂鬱藥，低劑量可助眠），最後，我總算開始好轉。雖然變化和緩到我幾乎察覺不出，但我漸漸能每天多睡一點點，也慢慢恢復健康。接下來四年一切順利——其實是好到不能再好——我成為親子雜誌的主編，每晚睡足八、九個小時，有時甚至能睡十個小時。

而現在，我沒有時間休養，也沒有丈夫扶持。我打電話給我四年前的精神科醫生，但他已經退休。只不過是幾晚睡不著覺，我真的想找新的醫生重來一次嗎？

◎什麼是失眠？

「失眠」（insomnia）指的是：

- 你難以入睡、淺眠，或睡眠對你來說「無恢復性」（non-restorative），亦即你一早醒來並不覺得精神有變好。
- 即使你有時間睡覺，而且沒有外在因素使你保持清醒，你還是睡不好。
- 隔天情緒低落，無法好好做事（表現失常和鬱鬱寡歡都是很重要的線索）。

◎失眠有多常見？

三十%的成人遇過失眠問題（有的研究者推估高達五十%）。據說一成的人長期失眠。

我想這樣講並不誇大：幾乎每個人都有幾晚睡不好的經驗，也都知道光是這樣就多傷神。

◎哪些人最可能失眠？

失眠可能在任何時間纏上任何人。但你如果屬於以下類型，會更容易失眠：

- **你是女性**：一份研究顯示，女性失眠的比例比男性高出四成。懷孕期間的不適可能帶來睡眠問題，更年期的夜汗和賀爾蒙變化也可能造成睡眠問題。此外，女性往往更常擔起照顧小孩與家中長輩的責任，同時又需兼顧職業。無怪乎我們經常背負壓力。
- **你六十歲以上**：隨著年紀漸長，身體的變化會讓睡眠更為困難。舉例來說，有的老年人晝夜節律（circadian rhythm，生理時鐘）改變，一入夜就昏昏欲睡，隔天清晨又一大早就醒來。有些與年齡有關的疾病也會造成失眠，例如慢性阻塞性肺病（COPD，chronic obstructive pulmonary disease）和阿茲海默症（Alzheimer's）。

- **你有睡眠呼吸中止症**：這種病會讓你一再短暫停止呼吸，可能使你睡不好。
- **你有生理疾病或情緒困擾，或是正為某件事煩惱**。
- **你的晝夜節律混亂**：原因可能是你週間睡眠不足，想用週末「補眠」；也可能是你值夜班或經常跨時區旅行（第三〇二頁有長程班機機師克服時差的睡眠訣竅〈關於睡眠，長程班機機長教我們事〉）。

失眠的類型

急性失眠（acute insomnia）：與壓力有關的短期失眠是最常見的。壓力可能來自職場（例如面試工作），或是所愛的人去世。

這種類型的失眠通常會在幾週內消失。如果沒有解決，便屬「調適型失眠」（adjustment insomnia）。造成調適型失眠的原因可能是：

- 噪音和光線等環境因素（例如新家還沒裝好窗簾，或是家有新生兒）。
- 床睡不習慣，例如住旅館時。

- 身體不適，例如術後疼痛、背痛、過敏等。
- 有些成藥的副作用。Anadin Extra和Beechams感冒膠囊含咖啡因，可能有礙睡眠。熬夜讀書或開趴用的提神補給品（例如Pro Plus和瓜拿納果飲料）咖啡因含量高，對睡眠問題只會雪上加霜。

慢性失眠：如果你超過三個月每週至少三天失眠，醫師會判定你是「慢性」失眠。造成這種長期失眠的原因可能是：

- 「睡眠衛生」（sleep hygiene）不佳（見第三五頁）。
- 生理疾病，例如哮喘、甲狀腺機能亢進、胃食道逆流或帕金森氏症。
- 睡眠相關疾病，如睡眠呼吸中止症（見第二二五頁）。
- 心理健康問題，如憂鬱症、焦慮症和創傷後壓力症候群（PTSD）。常見的心理健康「疾患」多半伴隨失眠。睡眠科學家（同時也是我的睡眠師父）蘇菲·博斯托克博士說：「壓力會以各種形式出現。**壓力**換個方式來說是**過度激發**（hyper-arousal），或無法**關閉**對某些事的注意。有些有壓力的人雖然一直處在**開啟**狀態，但他們甚至沒有察覺自己有壓力。」

- 有的藥物會導致失眠，例如抗憂鬱藥（看出什麼問題了嗎？）和類固醇。
- 生活形態的影響，例如輪班制工作和經常長途旅行。晝夜節律會左右體溫、新陳代謝和醒與睡的週期。如果這種自然節律受到破壞，你就可能想睡卻睡不著。

7月19日
睡眠時數0小時0分

我意氣消沉，精疲力盡，擔心未來。星期天晚上我去找P，一位和我交情很好的志工媽媽，同時也是心理師。基於倫理因素，P不能正式為我諮商，但她推薦了一名同行給我。我記了下來，打算之後再看著辦。

P說我得用「和善」和「克制」的態度對待如今成了我前夫的人。她說，我現在最重要的莫過於好好睡一覺，這樣才能在接下來的日子照顧好自己——她知道我有失眠的紀錄。

我那次失眠小停擺時吃過安眠藥，我在想現在該不該吃。那次依靠藥物的時間不長，而且不是每晚都吃，它們也的確為我爭取了幾個鐘頭的睡眠。對此，P不能給我建議。我最後決定明天去看全科醫生，請他開點藥給我。

7月20日

睡眠時數0小時0分

失眠讓我精神恍惚。我們這區有一家可以隨到隨看的全科醫生診所，我上班前先繞過去一趟。我對醫生說我遇到一些私人問題，但他很忙也很急，幾乎沒有抬眼看我就拿單子開藥，給我開了兩週份的替馬西泮（temazepam，一種舊款安眠藥），並調高我的曲唑酮劑量（也就是我前四年會少量服用來助眠的抗憂鬱藥）。

看完醫生後我去上班。因為知道今晚能睡上一覺，我的心情輕鬆多了。依照慣例，我每週一早上會向上司報告進度。我們私交不錯，所以我也對她講了家裡的事。她很同情我的遭遇，說我如果需要，可以請假去看醫生，或是作伴侶治療（我想盡全力挽回婚姻）。

她也說，我現在最重要的是好好睡一覺。

◎失眠求診第一站：全科醫師

很巧，我的嫂嫂S就是全科醫師，而且她非常傑出。在我這段失眠抗戰的日子裡，她始終盡她所能幫助我（當然，是在專業倫理的範圍內）。

雖然S的話不能代表全體全科醫生，但她說，當全科醫生遇到為失眠問題求診的病人，通常會這樣做：

「每個全科醫生處理失眠的方式都不一樣，但我會盡可能不開安眠藥。這些藥物有風險，醫生們也意識到這點很久了。遺憾的是，有些不好的或太忙的全科醫生還是太快就開藥。」

「對我來說，開不開藥要看原因是什麼。如果是因為『緊急事故』而失眠——比方說丈夫剛剛過世——我可能會開藥。但開藥之前，我會先詳細說明這些藥雖然藥效很強，可是問題也出在這裡：它們容易成癮。我會先開七天的藥給病人，建議他們一週只吃三顆，而且最好不要連續每晚都吃。然後我會註記不要再開。」

「如果病人兩週後又來看診，而且情況沒有變好，我也許會試試阿米替林

（amitriptyline）這種有鎮靜效果的舊型抗憂鬱藥。」

「如果是慢性失眠的病人，我的作法會不一樣。我會設法進一步了解問題的根源。有的病人有憂鬱症，有的病人睡眠焦慮（sleep anxiety）。我一定會和他們談睡眠衛生（見第三五頁），但老實說，百分之七十五的病人都已經試過大部分技巧了。有時候我會給他們建議，像是房間太亮可以試試遮光，或是睡前別吃黑巧克力，因為它的咖啡因高得嚇人。」

「不過，對於已經失眠一段時間的人，睡眠衛生技巧恐怕很難奏效。事實上，嘗試不習慣的方法例如改變上床時間、睡前不看電視等等，可能適得其反。」

「在英國執業的醫生都能幫病人轉介談話治療。我的領域有個叫『我們來談談幸福』（Let's Talk Wellbeing）的計畫，但它不是針對失眠，就我所知，病人對它的評價差異很大。」

「如果我真的決定開藥，我應該會開最低劑量的唑匹可隆（zopiclone，見第四二頁）。就像我剛剛說的，我傾向只開七天，但我有些同事會開十四天。至於替馬西泮，我已經不記得上次開這款藥是什麼時候的事了。」

「不過，我有時候的確會開二氮平（diazepam，商品名煩寧〔Valium〕，屬苯二氮平類藥物（benzodiazepine），與替馬西泮同類）。有兩種病人我會開二氮平，一種是嚴重背痛，另一種是**激昂型憂鬱症**（agitated depression），也就是會躁動和極度焦慮的那種憂鬱症。治療憂鬱症的第一線藥物是血清素回收抑制劑（SSRI），但這種藥一開始可能讓病人覺得更糟。」

「如果開二氮平，我會開低劑量的兩週，最多一天吃三次。」

「如果有病人因為失眠而一再回診，我會開始思考他們是不是憂鬱症，並考慮開抗憂鬱藥。從病人第二次求診開始，我就會詢問情緒方面的問題，看他們有沒有感到低落或無助，再依NHS的診斷標準判斷。」

「至於抗憂鬱藥，**黃金標準**是SSRI，西酞普蘭（citalopram）和舍曲林（sertraline）都屬於這類。我有九成的病人是開這種，其他病人會開米氮平（mirtazapine）。如果八週內沒改善，我會增加劑量；如果增加劑量後一個月沒有改善，我會改用另一種SSRI藥物試看看；要是仍舊沒有改善，我就再加上米氮平，讓病人同時吃米氮平和SSRI兩種藥。依我的經驗，這種方式能奏效。」

「如果情況持續五、六個月還是很嚴重，而且變成我沒辦法治療的情緒疾病，我會將病人轉介給精神科醫生。但這種情況很少，我想我過去兩年只轉介過一個病人。」

7月21日
睡眠時數0小時0分

我想起以前有聽人談過「睡眠衛生」，於是上網搜尋一夜好眠的「打掃」技巧，冒出這些：

務必充分照射自然光。白天的陽光和夜晚的黑暗對於維持健康的醒與睡週期一樣有益。

規律運動。光是做十分鐘的有氧運動（如走路或騎腳踏車），都能大幅改善睡眠品質。不過，睡前激烈運動會讓腎上腺素升高，造成精神亢奮。

節制午睡時間。各專家對午睡的看法不太一樣，有人認為根本不該午睡，也有人說就寢前六小時不應小睡或睡超過二十分鐘。但他們的共識是：白天小睡必須有所節制。

建立放鬆而規律的就寢習慣。建立就寢習慣有助於身體記住睡覺時間，例如睡前沖個熱水澡或泡澡（德州一所大學的研究論文描述泡澡的方式挺好笑：「以水為基礎的被動式身體加熱法」）。

睡前盡量避免可能造成心情不悅的對話或活動（要是電視裡的新聞一個比一個令人鬱悶，就別再看十點新聞）。

絕對別吃油膩難消化的食物。有的人對油的、炸的或辣的食物消化不良，睡前吃這些東西可能造成胃食道逆流，對睡眠毫無益處。

睡前避免咖啡因、酒精、尼古丁等興奮劑。飲酒的關鍵是適量。雖然酒能讓人快速入睡，但睡前飲酒可能破壞後半夜的睡眠，因為身體那時會開始處理酒精。

確保睡眠環境有助於睡眠。床墊和枕頭要舒服，被子最好是天然纖維製成。寢室以涼爽為宜。檯燈、手機和電視螢幕的「藍光」有礙身體產生「睡眠賀爾蒙」褪黑激素，從而導致難以入睡。所以，睡前一小時請把這些東西關掉（祝你做到）。

善用遮光窗簾、眼罩、耳塞、加濕器、電風扇和其他工具。這些工具能改善睡眠環境，讓寢室更暗、更安靜，也更令人放鬆。

◎安眠藥、抗憂鬱藥和其他「睡眠輔助」

「安眠藥」（sleeping pills，亦稱「hypnotics」）和抗憂鬱藥是不一樣的。安眠藥的目的是提供短期解決辦法，而抗憂鬱藥據稱能長期改變情緒。

苯二氮平類藥物（Benzodiazepines）

安眠藥中最惡名昭彰的莫過於苯二氮平類藥物，簡稱「苯類藥物」（benzos），它們的字尾都是「pam」[4]。這類藥物是鎮靜劑，透過增強γ-氨基丁酸（GABA）的效果來發揮作用。GABA是腦部一種化學物質，能讓人鎮靜、想睡。

醫生們現在對苯類藥物能不用就不用，因為大家長期公認它們有依賴／成癮風險。

在我向全科醫生求助當時，英國國家健康與照顧卓越研究院（NICE，National Institute for Health and Care Excellence）的指引是：只有在失眠嚴重到病人喪失能力或極度憂鬱的情況下，才能使用苯二氮平類安眠藥，而且劑量必須降到最低，最多開四個星期，盡可能不要連續服用。現在，苯類藥物不再是「常規建議」的失眠治療選項。但我聽到小道消息：夜店裡還是能輕易取得苯類藥物，和點下酒菜一樣平常。

苯類藥物的半衰期各有不同（半衰期指藥物在體內活躍的時間），安眠藥的半衰期較短，鎮靜劑留在體內的時間較長。據說半衰期越短的藥越容易成癮。

苯類藥物包括：

替馬西泮（一種現在很少會開的安眠藥）和**二氮平**（商品名「煩寧」，有人稱之為「媽媽的小幫手」〔Mother's Little Helper〕）。二氮平在一九六〇年代開得氾濫，如今回顧令人搖頭。

醫療機構常用樂耐平（lorazepam）和利眠寧（Librium，學名：氯二氮平〔chlordiazepoxide〕）來治療酒精戒斷症狀。

聲名狼藉的約會強姦藥羅眠樂（Rohypnol，學名：氟硝西泮〔flunitrazepam〕）[5]也是苯類藥物。

氯硝西泮（clonazepam，商品名：利福全〔Rivotril〕）是抗焦慮用的，也是我的「入門級」藥物。

我接下來會談到，苯類藥物對我造成十分嚴重的問題。

苯類藥物可能造成下列副作用：

- 嗜睡
- 頭重腳輕感
- 意識混亂模糊

4 譯註：「diazepam」和「temazepam」的字尾雖然皆為「pam」，但醫學中文習慣將兩者譯為「二氮平」和「替馬西泮」，並未將「pam」統一為「平」或「泮」。

5 譯註：俗稱FM2。

- 肌肉無力
- 記憶問題
- 戒斷和依賴問題

Z類藥物（Z-drugs）

現在，如果你為失眠問題向全科醫生求助，他們大多不會開苯類藥物給你，而會開Z類藥物（英國通常是開唑匹可隆）。研發Z類藥物是為了找到既有效果、又不像苯類藥物那麼容易成癮的失眠治療方法。許多醫生仍然相信Z類藥物比較不會服用成習。

Z類藥物包括**唑匹可隆**（zopiclone，商品名：樂比克〔Zimovane〕）和**唑吡坦**（zolpidem，商品名：使蒂諾特〔Stilnoct〕〔6〕）。你覺不覺得這些行銷專家／人員真會給藥取名字？這些藥名讓人真以為它們人畜無害（例如唑吡坦在美國的商品名是Ambien，讓你很難不聯想到印度果阿〔Goa〕狂歡節的迷幻氛圍）〔7〕。

NICE在二〇一五年說：「指引聲明：從藥效、不良反應和依賴與濫用的可能性來看，沒有充分證據顯示**Z類藥物**與短效苯二氮平類安眠藥物之間存在臨床上之實用差異。」

換句話說，它們一樣糟。

我第一次拿到Z類藥物處方箋的時候，它們的治療指引和苯類藥物的一模一樣：最多用藥四週，不可連續服用。可是在二〇二〇年一月，指引改了。NICE現在建議：除非非藥物處置無效，而且失眠情況嚴重到病人喪失能力或極度憂鬱，才應開立安眠藥供短期（二到四週）使用。

後來，我用了又停、停了又用。到寫這本書的時候，我已斷斷續續服用Z類藥物十年。

它們的副作用和苯類藥物大同小異。博斯托克博士說：Z類藥物和苯類藥物都會增加「死亡風險」。好個令人振奮的消息。

其他安眠藥

抗組織胺（antihistamines）：抗組織胺主要用於治療花粉熱和其他過敏症，但

6 譯註：使蒂諾特與台灣常用的使蒂諾斯（Stilnox）同為賽諾菲（Sanofi）產品，成分相同，於不同國家發售。

7 譯註：果阿曾是嬉皮勝地。

因為這類藥物會讓人嗜睡，所以它們也被拿來對付短期失眠。抗組織胺不需處方箋，直接去藥局就買得到。舉例來說，Nytol就有苯海拉明（diphenhydramine）這種抗組織胺成分，Night Nurse則含有普洛敏太（promethazine）。

有些精神科醫師會開**普洛敏太**（商品名：菲納根〔Phenergan〕）給病人治失眠，用它替代苯類藥物。抗組織胺顯然對一部分人有效，可是對需要強效鎮靜劑的人（如我）來說，猶如隔靴搔癢。不過，我對抗組織胺無感也許部分是心理因素——我小時候一暈車大人就給我菲納根，所以我覺得它沒什麼了不起。

抗組織胺可能造成下列副作用：

- 嗜睡，協調能力、反應速度和判斷力變差，所以不建議開車或操作「重機器」時使用。
- 口乾
- 視力模糊
- 排尿困難（顯然如此）

褪黑激素：我們體內原本就有褪黑激素，作用是調節晝夜節律。大腦在晚上分泌較多褪黑激素，讓人產生睡意，白天則分泌較少，讓人保持清醒。

製藥公司近年在實驗室中合成褪黑激素販售，最常見的是錠劑。合成的褪黑激素常用來調節醒睡週期（例如旅行時調時差或輪班後調作息），其實不是用來治療失眠的。

在美洲，褪黑激素可以在藥局販售，機場裡經常看得到。從二〇〇七到二〇一二年，美國藥局的褪黑激素銷售量成長了一倍。有報告指出：美國在二〇一二年有三一〇萬人服用褪黑激素，占全人口的一・三％。

英國核准上市的褪黑激素產品只有Circadin一種，而且需要醫生開立處方才能購買，因為英國的醫生擔心會有依賴的問題。事實上，英國只准五十五歲以上的成人服用褪黑激素（雖然有些精神科醫生會開給五十五歲以下的人），而且最多只能開十三週。

褪黑激素可能造成下列副作用：

- 頭痛
- 頭暈
- 噁心
- 嗜睡

抗憂鬱藥

情緒會受到大腦裡的某些「神經傳導物質」影響（例如血清素和正腎上腺素），而抗憂鬱藥就是透過提高或延長這些化學物質的活動來發揮作用——至少別人是這麼告訴我的，相關說明在網路上和診間裡隨處可見。雖然抗憂鬱藥似乎有幫助到某些人，但令人困惑的事實是：連專家都無法完全確定抗憂鬱藥有效。越來越多研究顯示：抗憂鬱藥的藥效可能是安慰劑效應（不過，**千萬別在與醫生討論前自行停藥**）。

以前有人說這些藥能導正大腦中的「化學物質失衡」，但那套理論在二〇〇〇年代早期就已經被推翻。我到處看精神科時遇到的幾個醫生是這樣勸病人的：「得糖尿病就需要打胰島素，對吧？你現在需要吃抗憂鬱藥是一樣的道理。」（可惜不是。諷刺的是，有理論說吃抗憂鬱藥讓人變胖，更容易得第二型糖尿病。）

據說某些抗憂鬱藥若低劑量服用能改善失眠，例如**阿米替林和曲唑酮**。在我第一次失眠小當機和這次失眠抗戰之間，曲唑酮對我有用。但狀況更糟之後，曲唑酮不再見效。

失眠也常常是醫生診斷病人有精神疾病的依據之一。如果你是這種情況，醫生會開始加開其他藥物。

另一項重要事實是：新研究指出抗憂鬱藥有藥物依賴和戒斷的問題。幾十年來，精神醫學界「當權派」堅稱「停藥症候群」（discontinuation syndrome）是「輕症」，能「自行痊癒」。可是在本書出版之際，我發現英國每年開出七千六百萬顆抗憂鬱藥，服用這些藥的英國人口達十七％。很多專家相信這是因為他們無法忍受停藥。

7月22日
睡眠時數0小時0分

我先生已經搬到另一個房間。第一晚，安眠藥毫不奏效，第二晚我吃了兩顆，還是一樣。

7月23日
睡眠時數0小時0分

我出身醫生家庭，從小就對另類療法心存懷疑（我也不知道這樣是對是錯）。有一本和健康有關的書叫《蛇油和其他偏見》（*Snake Oil and Other Preoccupations*），是記者約翰・戴蒙德（John Diamond）在生命末期寫的，二〇〇一年出版，我很喜歡。《觀察家報》（*Observer*）說它「鬥志高昂，令人耳目一新……對另類醫學的騙局發動一場不會結束的論戰」。戴蒙德才華洋溢，與美食作家奈潔拉・羅森（Nigella Lawson）結褵多年，可惜他因為癌症英年早逝，沒來得及寫完這本書。

雖然我很鐵齒，但已無路可走。我決定扔下自己的原則，找我聽說效果不錯的另類療法試試。午休時我打了一輪電話，找到一個能讓我緊急預約的針灸師。我花了四十分鐘對她說我的病史和最近遇到的問題，接著任她把我刺成一隻豪豬，只希望立刻見效。

她人很好，但針灸對我沒輒。

明天我要找另一種試試。

補充：我知道很多療法需要時間，不應期待「藥到病除」，另類療法尤其如此。事實上，我打算若干年後再試試看針灸，好好做完幾節的療程。但我現在實在糟透了，心完全靜不下來，變得比平常更沒耐性（如果平常是四分，現在只剩一分），只想立刻搞定。

7月24至26日
睡眠時數0小時0分

這幾天午休都去柯芬園（Covent Garden）亂晃，巴望這瀰漫新世紀（New Age）之風的地方真的有獨門偏方。我做了精油按摩，試了靈氣療法（弄到一半還冒出一塊紫水晶）、「能量」、「脈輪」等等的鬼東西聽了一堆，但我越聽越絕望。

這些對我全都沒用。

7月27日
睡眠時數0小時0分

我身強體健，對自己的體格向來自豪。我繼續維持上震動訓練機課的習慣，也深信運動有助於睡眠。但我兩臂無力，伏地挺身撐不起來，腿也伸不直。我的四肢都像煮過頭的義大利麵。

我不知道這是安眠藥的關係（我忘了在哪裡看到安眠藥有傷肌力和平衡感），還是我已疲倦到身體開始垮了。

7月29日
睡眠時數0小時0分

我去找附近一個催眠師，沒想到他那間店既潮濕又有股怪味。老實說，胡亂投醫幾天後我已心灰意冷，對他的「治療」並不認真。這間店就在大馬路旁，冷氣機又老又吵。催眠我的大哥長得活像亞瑟・普提（Arthur Pewty）——蒙提・派森劇團（Monty Python）的麥可・帕林（Michael Palin）演過的一個甘草角色。

塑膠皮椅在夏日高溫下黏著我的腿。

亞瑟的聲音並不比他的外貌更迷人。我很努力想臣服在他神祕的魅力之下，可是在門外隨時有公車呼嘯而過的地方，他再怎麼倒數我也無法進入禪的境界。

催眠師說，也許等我舒舒服服待在家裡時比較容易成功，所以他賣了我一片CD（那是應用程式氾濫之前的年代），要我回家做「漸進放鬆」（progressive relaxation）練習。這種練習會要你一塊一塊放鬆全身肌肉，目的是讓你放鬆到睡著。

於是，我連續幾晚把笨重的筆電帶到床上，擺在身邊，認真聽CD，努力試著放鬆（見下一則對於「努力睡覺」的思考）。

沒用。

7月31日

睡眠時數0小時0分

「你**努力**睡看看嘛！」親朋好友對我這樣講的次數，已經多到我數不出來了。「努力」是個好建議，但你只要多想兩秒鐘，就會發現治療失眠最爛的辦法莫過於努力，因為努力代表你得多加把勁。所以，睡覺顯然是努力的相反，對吧？

就算先不管這個，到底怎麼做才算「努力」睡覺？我都已經躺在床上關掉電燈了，既沒有去夜店狂歡，也沒有忙裡忙外，那我還要做什麼？眼睛閉緊、直挺挺地躺在被子底下嗎？以我現在這種極度緊繃狀態，那些放鬆練習對我就是沒用。

一旦睡覺變成你刻意為之的「努力」，你當然毫無勝算。

我知道自己為婚姻破裂心碎，對不再確定的未來感到不安，而這些情緒還交雜龐大的恐懼。可是，我覺得接連夜不成眠這麼久還是不合常理。我的失眠彷彿有了自己的生命。

說明一下「0小時0分」

這種「BJ單身日記」式[8]的睡眠紀錄或許無聊，還流露出一股無可奈何的味道。你可能有點難以置信，甚至根本不信——沒關係，我的家人、朋友和醫生也是如此。而且你知道嗎？我一點也不怪你。可是，即使是寫這本書的現在，我還是打從心裡相信我那幾年都沒有睡。雖然我和好幾位睡眠專家談過，他們也覺得不可能，但我還是堅決認為：在我失眠抗戰的那段時間，我從來沒有不知不覺打過盹。

這種爭論叫矛盾性失眠（paradoxical insomnia）——當事人說自己沒睡，科學和常識卻認定他們一定有睡。我在二三五頁會進一步討論。

◎人到底該睡多久？該什麼時間睡？

對於人一天「該」睡幾個小時的問題，是有公認答案的（這個問題人氣超高，我隨手上Google搜尋「睡多久才健康」，跑出六億一千兩百萬個結果）。最常被引述的黃金時數是八小時。有些近期外流但其實從未真正實施的政府指引建議我們：一天應該要睡七到九個小時，所以平均是八個小時。「八小時」這個黃金數字猶如睡眠界的聖杯，人人朗朗上口，沒「達標」的必輸。這樣的人一定一臉陰沉、一身疲態，不是走路跌倒，就是整天想著碳水化合物，工作表現和社交生活也不會好到哪裡去。

這個數字不是憑空冒出來的，它有幾份研究當靠山。美國最近有篇報告也是這樣說的：如果你想保持健康，一天最少要睡七個小時。這篇報告以好幾百份

8 譯註：《BJ單身日記》每篇開頭都是記錄自己幾公斤、喝了多少酒、抽了幾支菸等等。

調查為基礎，它們長期追蹤一群人的心臟病、糖尿病和心理健康情形，結果發現睡七到九個小時的人的健康風險明顯較低，所以建議一天至少該睡七個小時。

後來還有一篇研究通過同儕審查，發表在科學期刊《睡眠》（*Sleep*）。沃維克醫學院（Warwick Medical School）和拿波里大學（University of Naples）醫學院的研究人員追蹤了一四〇萬名成年人，結果發現：睡六小時以下的人早逝的風險高出十二%。另一個在二〇一九年進行的研究也得到類似的結果。

人需要的睡眠時間隨年齡而異。一份資料指出：十八到六十歲的人「需要」睡七小時以上，六十一到六十四歲的人「需要」睡七到九個小時，六十五歲以上者再少一小時（我們還不知道原因何在）。

「為什麼睡眠的黃金時數似乎是七或八小時，原因仍不清楚，」這篇論文的作者寫道：「但千萬別低估一夜好眠的重要性。」這個重點值得一記。

我的睡眠師父博斯托克博士對這個領域也很熟。「**最佳睡眠時數**和身高還有鞋子大小一樣——因人而異。」她說：「舉例來說，有的人有**少睡**基因，他們保持警覺的時間比一般人長，只睡五、六個鐘頭就能恢復精神。」

有些專家抱持類似看法：如果你睡四、五個小時也能如常生活、達成任務又不感疲倦，那麼你睡四、五個小時就夠了。

川普（Donald Trump）和柴契爾（Margaret Thatcher）都出了名地少睡，他們說自己只需要睡四個鐘頭就能表現得很好（科科）。遺憾的是，我們無法藉由訓練讓自己成為少睡一族。不過，我們有辦法找出自己的黃金睡眠時數，了解自己最少需要睡多久才足以應付挑戰，同時保持身心安適。

辦法顯然是累了就睡，睡到自然醒，再看看自己是否表現如常。博斯托克博士說：「如果你不設鬧鐘就能自然醒過來，而且覺得活力充沛，一整天都不需要咖啡因、糖或小睡，那你大概睡飽了。」

換言之，你的最佳睡眠時數是你的身體決定的，專屬於你。然而，即使是地表最強的少睡戰士，睡零小時零分也不可能飽。

補充：睡太多是問題嗎？當然有這個可能。沃維克和拿波里醫學院的那篇論文也發現：睡超過九個小時的人的死亡風險高出三十%。不過，這可能是因為他們有潛在的醫療或社會問題。有趣的是，這篇論文總結道：睡太少是健康不佳的肇因，睡太多是健康不佳的指標。

8月2日
睡眠時數0小時0分

夜不成眠兩週之後，我在桌前發抖。我平常是個自信又有決斷力的人，但我現在兩眼無神地望著我的團隊，沒辦法對他們的徵詢做出指示。我得繼續做事，非工作不可非工作不可……。要是丟了工作，我就什麼也沒了。如果變成單親媽媽，我要有錢才過得下去，而且我需要自尊、需要肯定，需要這個有趣也（算是）重要的工作。

但我手足無措，盯著校樣發楞。午休時我躲進洗手間抵抗襲來的恐慌。我從來沒有恐慌發作的經驗，但我想一定就像現在這樣——心臟狂跳、視野模糊、如坐針氈。我看得出來同事們對上司的變化困惑不安，但他們太過禮貌，什麼也沒說。不過他們人都很好，我桌上不知怎的冒出來幾杯茶。

上午有家電視台寄電郵給我，邀我上晨間節目談某個支持哺育母乳的名人。我對這種邀請司空見慣，但我現在盯著電腦一個鐘頭，遲遲無法決定該不該接受。「你覺得我要不要去？」我問我二十三歲、剛從學校畢業的新助理。

8月29日
睡眠時數0小時0分

我昨晚用藥過量，一下子吃了太多曲唑酮（我的抗憂鬱藥）。我不是想死，而是太想睡覺，希望吞一排藥能多少帶來一點幫助。

並沒有。

我只覺得世界劇烈傾斜，我嚴重反胃，把昨晚的紅酒全吐在臥室的新地毯上。接下來在醫院的事我幾乎想不起來，只記得他們給我打止吐劑和生理食鹽水，讓我覺得自己像是那種專門浪費別人時間的白痴，貓跑上屋頂就打電話叫消防隊的那種。

三小時後，我（一個人）叫計程車回家。當天稍晚，老闆跟我說我該休養一下（她並不知道我昨晚出了什麼事，還是很同情我）。需要休多久就休多久，她說，可以回來的時候，這個位子還是你的。

8月30日
睡眠時數0小時0分

我開始打電話找親人和朋友求助，可是根本說不清我要他們怎麼幫（但通常會說這句：「我需要睡覺，拜託幫我睡一覺。」），而他們實際上也幫不上忙。剛開始幾通，他們還耐心聽，也感到同情。但因為我的朋友往往正在上班，我的訴苦漸漸變得煩人。最後，他們乾脆封鎖我的電話。

嫂嫂說我昨天打了三十通電話給她。

9月3日
睡眠時數0小時0分

我絕望地看著自己的人生一塊塊崩解，像是困在一場你明明已經清醒、卻像是被綁住一樣無法逃離的夢魘。

也像是麻醉出了問題，你尖聲嚎啕，醫生卻渾然不覺。

好像這一切全發生在另一個人身上一樣。

9月8日
睡眠時數0小時0分

開學了。我滿心恐懼。我們這所小學人際關係緊密，大家交情不錯——但也是八卦溫床。而我現在真的不想變成八卦。

我把孩子送到校門口，一心只想趕快鑽回車上。但太遲了，幾個志工媽媽正牽著孩子過街，朝我走來。

這次失眠抗戰正好發生在暑假，我和她們從七月初之後就沒碰過面了。才不過一個夏天，她們在讀書會上認識的那個職業媽媽已不再開朗，變成不敢與人眼神接觸的遊魂。

我知道自己氣色不佳，但她們看到我時還是停下來和我搭話，其中一個還表現出非常驚喜的樣子，表情誇張得像在演戲。我硬是擠出燦爛的笑容，隨便敷衍幾句「暑假過得好嗎？」就趕忙回到車上。

我和先生請了一位鐘點阿姨幫忙做家事。在我還是職業婦女的日子，這是必要之舉。早上我們原本會和另一家人輪流送孩子上學，可是我越來越常在輪到我們時拜託他們幫忙。雖然他們人非常好，總是一口答應，但我開始對自己沒盡到責任產生罪惡感。我真想自己送他們去學校，可是對現在的我來說，連這麼簡單的事都變成千斤重擔。

9月17日
睡眠時數0小時0分

無法入睡到現在已經八個星期了。我被轉介給一家NHS醫院的精神科醫生。全科醫生開給我的安眠藥和抗憂鬱藥沒發揮效果，請假回家休養也對我毫無幫助——如果硬要說有什麼改變，我的改變就是變得更糟。我每天都窩在床上好一段時間，想辦法讓自己睡覺或「閱讀」(所謂「閱讀」，也只是盯著彎彎曲曲的黑色符號一行一行排在紙上。字和字的順序在我眼裡像是隨機排列，我讀不出意義)。

坐在精神科醫生的診間，我疲倦到幾乎講不出話。醫生語氣輕柔，也展現出同理，但我滿腦子只有睡，幾乎是抱著他大腿求他開藥給我。醫生專心聽我講家裡的風暴，還有憂傷如何把我一路帶往整垮我的失眠。他同意我需要多一點幫助，所以除了提高我的抗憂鬱藥劑量之外，還開給我一種叫可那氮平（clonazepam）的鎮靜劑。它屬於氯硝西泮家族，同屬苯二氮平類藥物，亦即「苯類藥物」。

我就此踏上周遊精神科之旅。往後八年，我與五顏六色名稱誘人的藥物（像思樂康〔Seroquel〕、利瑞卡〔Lyrica〕）陷入熱戀。

雖然我的腦子已如榨乾的檸檬，可是在這顆爛檸檬的某處，我知道氯硝西泮和二氮平（煩寧）是同一類藥物。而這些藥呢，雖然它們是處方箋上的常客，號稱能治療很多症狀，然而信用可疑。但我現在才不在乎。

◎失眠在什麼情況下會被轉介給精神科醫生？

精神科醫生可能會怎麼做？

在英國，失眠的病人幾乎都由全科醫生診療，但並不是每個人都是如此。（後排的朋友請舉手！）

請注意：如果你有個人醫療保險，或是負擔得起私人精神醫療診所的費用，你應該能更快見到精神科醫師。

說到這裡我想先提醒一下：精神醫學和別的醫學領域不一樣。當然，精神科醫生衷心希望能幫你擺脫憂鬱，醫學領域裡也沒有任何一個問題有絕對的答案。然而，精神醫學處理的畢竟是情緒和內心活動，提出不同解釋和解決方法的空間顯然比——我隨便舉例——皮膚科更大。

有些醫生認為藥物有用，也有些醫生對藥物態度保留。

薩米．提米密（Sami Timimi）是兒童與青少年精神醫學資深專科醫生，也是英國林肯大學兒童精神醫學與心理健康改善中心（Child Psychiatry and Mental Health Improvement）訪問教授。「失眠是精神科經常遇到的問題，」他說：「不過，全科醫生很少是為了失眠問題把病人轉介過來。他們往往是因為判定病人是憂鬱症或焦慮症，所以轉介給我們。」

他說：「我們雖然已經看過全科醫生的轉介信，但也會努力不要漏掉任何一點蛛絲馬跡。」——意思是說：他們不但會聽你說了什麼，還會留意你講述的方式和肢體語言。他們會為你作「精神狀態評估」（mental status examination），觀察你的神情舉止，同時記錄病史。「你的醫生會把你歸入國際疾病分類（ICD，International Classification of Diseases）中的某一類，」提米密醫生說：「如果你是難以入睡，精神科醫生通常會認為和焦慮有關；如果你是醒得太早，我們會想：應該是憂鬱症。接著，我們會依照你的分類決定治療方式。」

一般而言，醫生會以三種策略治療你和你的失眠。除了開藥之外，另外兩種策略分別是談話治療（見第七七頁）和數位介入（digital interventions）／數位應用軟體（如Sleepio，見第十三頁和第三四六頁之「相關資源」）。以下是對於藥物治療的一點討論。

藥物：精神科醫生多半會以藥物治療。如果你還沒開始吃精神藥物（psychotropic drug，「psychotropic」的字義是「能影響一個人的精神狀態的」），醫生幾乎一定會開藥給你；如果你已經開始吃藥，醫生可能會為你調高劑量、換別的藥或是加開新藥。

「諷刺的是：不論你被診斷為憂鬱症或焦慮症，藥物治療的方法都差不多。」提米密醫生說：「一開始通常是開SSRI（血清素回收抑制劑）或SNRI（腎上腺素回收抑制劑）。這兩種藥都會改變大腦或身體其他部位的特定化學物質。」

「這些藥通常被稱為**抗憂鬱藥**，理論上吃二到四個星期就能完全發揮作用。」提米密醫生說：「可是每個人對這類藥物的反應未必相同。它們和酒精一樣，有的人吃了想睡，有的人心情變好，也有人吃了產生暴力傾向。」

雖然NICE的指引已經修改，但有些醫生還是用苯二氮平類藥物治失眠（見第三九頁）。「我自己不開苯類藥物。」提米密醫生說：「我有時候會開普洛敏太來幫助他們睡眠，那是一種抗組織胺，和Nytol成分相同，而Nytol不必處方，在藥局就買得到。」

「不論劑量多輕，藥物治療都有成癮和戒斷的問題，還可能造成反彈性失眠（rebound insomnia）。反彈性失眠的意思是：停止服用安眠藥後，患者難以入睡和熟睡的問題變得比之前更嚴重。」

你看出問題何在了嗎？

回過頭來說看精神科：問診結束時，醫生會和你約回診時間。提米密醫生說：「如果你下一次來的時候似乎沒有變好，精神科醫生多半不是調高劑量，就是加上另一種藥。」

講到這裡必須先聲明一下：精神藥物的確有幫助到一部分人——尤其是那些「病況」較重的人。精神藥物對他們來說是必須的，甚至真的救了他們的命。

不過，並不是每個人都需要精神藥物。許多較為開明的精神科醫生承認自已開藥開成習慣。「你一進門，我們就開始找診斷，」提米密醫生說：「但我們很少對病人說的是：診斷出精神疾病並沒有說明任何事情。說一個人心情低落是因為憂鬱症，就好像說一個人頭在痛是因為頭痛一樣。精神醫學裡的診斷只是略作描述，沒有解釋你為什麼會有這種感覺，也沒有解釋你為什麼出現這種舉動。」

「看精神科一年下來會吃好幾種藥。隨著藥越吃越多，你的大腦也會越來越像一鍋**化學湯**。」

化學湯是吧？我大概快淹死在裡頭了。

10月8日
睡眠時數0小時0分

雖然我的腦袋已經當機，連一句話都說得七零八落，但我不時陷入亢奮，全國各地到處暴衝，巴望新的地方能變魔法一樣地讓我睡上一覺（腦袋搬家的雞就是這樣。

我覺得現在的自己像極了被砍掉腦袋的可憐母雞)。

現在，我開上高速公路去郊區找我哥哥嫂嫂。想起自己的情況並不適合開車的時候，我已經進入自動駕駛狀態，以約九十公里的時速駛入內側車道。我知道搬回娘家不會給我帶來安慰，因為那裡已經沒有我的東西，對我來說像是另一幢房子，不再是充滿兒時回憶的地方。

我三不五時去附近幾個好朋友家裡借宿，以為那裡會有我還沒試過的訣竅／床墊，能夠讓我發現入睡的祕密。可惜沒有。我只是給他們添麻煩而已，我的焦躁和恍惚也讓他們的孩子感到害怕。

這種嘗試不但毫無幫助，也開始打擾別人的睡眠。其中一家隔天早上精神委靡，面露慍色——顯然是因為我夜裡沖了幾次吵人的馬桶，讓他們整晚沒有睡好。

我在家裡繼續嘗試別的辦法。兩個枕頭，不行；一個枕頭，不行；不用枕頭，還是不行。有人說不如試試瑜伽墊吧，鋪在地上直接睡看看。

在此同時，我白天多半賴在床上或坐或躺，在心裡對自己胡說八道（後來變成出聲胡說八道）。我和終將成為我前夫的男人陷入僵局。

不過，我在這段時間有一點是幸運的：我的孩子還是被照顧得無微不至。學校關心他們，給他們支持；放學後請的幾位保姆都和藹可親；而當然，我的前夫始終是個好爸爸。

註：雖然家裡的情況極其淒涼，而且會持續好幾年，但這本書的主題是我和我的失眠，不是我的家庭。在我寫這本書的時候，我的兩個孩子都已經是中學生，開始開展自己的人生。

11月15日
睡眠時數0小時0分

「休養」三個月後，回去上班的時候到了。問題是：我的情況並沒有比八月開始請假時好，事實上，我變得更為嚴重。但誰知道呢？也許我咬咬牙就「撐」過去了，不是都說下定決心就能克服萬難嗎？至少以前的那個米蘭達意志力驚人。

但現在的我糟糕透頂，怕搭地鐵，也怕再次面對同事。最後，我挑了一套充分展現我前失眠時期主編氣勢的超殺黑色套裝，搭配之前最常用的亮紅色口紅和高跟鞋。但鏡中的自己一臉慘白有如殭屍，從頭到腳都不自然。

所以我又吞了一顆氯硝西泮。

為了幫我打氣，朋友N老早就說她要來載我到車站，甚至可以陪我搭地鐵。我打開車門坐進副駕駛座，她問我考不考慮化低調一點的妝，穿柔和一點的顏色？

N一路牽著我到倫敦市中心，在雜誌社大樓外與我道別，但我像第一天上學的小朋友一樣，巴不得把她當媽一起帶進去。我深吸一口氣，穿過接待大廳，走進電梯，按下二樓。實際站在辦公室外讓我緊張得幾乎虛脫，我覺得自己真的會暈過去。

但同事們沒人盯著我看，也沒人露出驚訝的表情，他們只是簡單和我打個招呼，若無其事得不可思議。我的桌子上擺了一盆薰衣草和一盒格雷伯爵茶，好像我只不過休了幾天假。（但沒人問「度假愉快嗎？」或「小朋友開心嗎？」）

雜誌社每個星期一都以團隊會報開始，讓大家掌握彼此的進度、產品、圖片等等。主持會議的一向是我，我會拿出上司的架勢坐在長桌的一頭，時而給予鼓勵，時而婉言相勸。但今天早上，我只是和大家一起坐著。我的副手已經幫我代打一段時間，在我盯著文件若有所思地皺眉時（我的「若有所思」就是腦袋一片空白的意思），她不露痕跡地出手相助。

儘管有同事幫忙，我從第一場會議開始就覺得渾身不對勁。我累得精神恍惚，氯硝西泮可能也讓我有點頭暈腦脹。我完全無法集中精神，只想趕快躲進廁所。

在我休假的這段時間，我的副手進步飛快。她喜歡這行，也深具潛力，天生就是做雜誌的料。在我試著重新回到工作崗位時，我們兩個像是角色互換，審稿之類較為技術性的「次要」工作由我接手。可是，以前我只要五分鐘就能輕鬆搞定的事，現在必須花上好幾個鐘頭——而且還做不完。這裡該不該加個逗點？這一段好像應該挪一挪位置，可是我不曉得該挪到哪裡。

我十分焦慮，開始自問：我真的還在乎怎麼讓嬰兒自主斷奶嗎？我真的還對寶寶的精細動作發展感興趣嗎？

我也發現我的朋友T得到公司另一份雜誌的美差——在我的世界天翻地覆之前，我本來也想應徵那個職位。我為她高興，畢竟她原本就是非常優秀的記者；而且我不嫉妒，因為現在的我根本無法勝任那份工作。但另一方面，她的成功的確讓我更感挫折。

我再次匆匆躲進廁所，對著鏡子裡的自己發表可悲的精神講話，甚至一度對著自己的鏡像（無聲）吶喊。接著我回到座位，設法表現「正常」，但十五分鐘後又躲進廁所。

同事們八成覺得我鬧肚子——不然就是嗑藥。

好不容易撐到五點半，但我沒有勇氣搭上尖峰時刻的地鐵，所以叫了計程車一路坐回北倫敦。車資是天價。

11月19日
睡眠時數0小時0分

演了四天後（其實是三天，因為星期三我根本演不下去），老闆面露憂色，要我和她談一談。

我們都同意我應該再「休息一陣子」。

◎暫時性失眠怎麼變成甩不掉的長期失眠？

「全都和三個P有關：」蘇菲・博斯托克博士說：「前置因子（predisposing actors）、誘發因子（precipitating actors）和持續因子（perpetuating actors）。」

前置因子：

前置因子本身不足以造成失眠，但它們會提高你的失眠風險。遺傳傾向、年長、女性和容易擔憂都是前置因子。

誘發因子：

誘發因子是「引起」你失眠的因素，通常和壓力有關，例如換新工作、家庭衝突、職場問題、作息改變（如輪班）等等。

持續因子：

持續因子最棘手的部分是：它不只干擾睡眠，還進一步影響你的思考或行為模式，讓失眠問題持續下去（見第二六七頁對失眠認知行為療法的討論）。

失眠不是其中一項因子本身所能造成的，而是三項因子結合所致。雖然有人說他們每天晚上都待在床上看電視，卻還是睡得很好，但他們可能沒有病史、不攝取咖啡因，或是工作壓力不大。

◎發病第二年

1月23日

睡眠時數35分鐘；5分鐘；1小時；7分鐘

氯硝西泮偶爾能幫我掙來一點睡眠，讓我在醒著的時候有股愉悅的恍惚感。但這種難得的放鬆可遇不可求，而且無法持續多久。我需要吃更多的藥才能達到相同的效果，接著一次比一次多。

精神科醫生在我第一次回診時就調高了劑量，後來又在電話裡提高了一次。今晚，我把多出來的藥藏在一隻靴子裡「緊急備用」，告訴自己非節制不可，醫生開多少就吃多少。但才到凌晨就出現了「緊急」狀況，我摸黑到處翻找我的存貨。

這實在不好。

PART
2

輾轉難眠
Tossing and Turning

◎發病第二年

3月15日
睡眠時數0小時0分

睡覺這件事就和呼吸或吃飯一樣，每個人都會（這倒未必，失眠的人不會）。換句話說：每個人對睡覺都有一套依「個人經驗」形成的看法，而且他們絕不吝於與你分享。

他們傾囊相授幾乎全是出於好意，只不過其中有些建議實在是隔靴搔癢（每晚都能睡足八小時的那群人給的建議，尤其讓人難以領教）。有的人會在無意間透露出他們根本不把你的困擾當回事，甚至因為自己從不失眠而有點得意。有的人讓你只想要撲上去掐死他，尤其是這一種：「唉呀，你好可憐喔！怎麼這麼慘啊？可是我一直睡得很好耶，頭一沾枕頭就睡著了，而且一睡就是九個鐘頭，醒來都已經是早上囉！」

九個月來，親朋好友塞給我的建議有：

吃藥吧。用藥是個大題目。安眠藥短期可能有幫助，但效果會越來越差，而且可能造成依賴（我們稍後再談）。

別吃藥。對那些用薰衣草精油、圓葉當歸蠟燭和甘菊茶治好失眠的人，我深感敬佩。但這些辦法對我沒用。

多吃／少吃碳水化合物。有研究指出：飲食富含精緻碳水化合物（尤其是糖）的停經後女性更容易失眠。但另一篇報告主張：就寢前四個鐘頭食用碳水化合物能提高色胺酸和血清素（見下一段說明）。

吃富含色胺酸的食物。色胺酸是胺基酸的一種，能製造讓人感覺愉悅的血清素，也有助於分泌能改善睡眠的褪黑激素。富含色胺酸的食物有火雞、堅果、種子、腰豆、蕪菁等。它們不但對我無效，還讓我有點不舒服。

用睡眠監測器。這玩意兒理論上能證明你有睡，但有一晚我明明在廚房做吐司，我的監測器卻說我睡了（至於睡眠監測器的可悲效果，請見第二〇五頁）。

試試認知行為療法（CBT，cognitive behavioural therapy）。NHS網頁對CBT的定義是：「談話治療的一種，透過改變你的思考方式和行為策略，來幫助你解決問題」。聽起來很棒，但我現在累到連理解「行為策略」這個詞都有困難。「純」CBT和CBTi（失眠認知行為療法）其實很不一樣，後者是前者的專業加強版（詳見第二六七頁）。

別的建議還有：在枕頭上滴薰衣草精油；在手臂上噴鎂油（白白黏黏的，感覺很怪）；試試生理回饋（用一些奇怪的儀器監測你的生命徵象）；別睡午覺。（我從三歲就不睡午覺了！）

別喝咖啡。這種人直接謝謝不聯絡。

所以我繼續吃氯硝西泮。

發病第十年：來自未來的爆料

劇透注意！但你大概已經猜到了：我現在已恢復不少——不然我怎麼可能寫這本書，對吧？

可是在失眠抗戰的這個階段，我的情況不太穩定。如果你發現我有幾個星期什麼也沒寫，甚至偶爾一下子跳過好幾個月，請睜一隻眼閉一隻眼放過我，因為當時的我實在沒辦法按傳統方式寫日記。有時我會想起對一些人和對話的印象、插曲和片段，三月十九日（我失眠九個月後）和往後幾年的日記內容就是這樣來的。中間很多日子之所以什麼也沒寫，原因很單純：我每天差不多都過得和前一天一模一樣，無聊到不值得寫，當然也不值得看。

可是在另一個層面（大概是情緒層面吧），我又什麼都記得。直到現在，我仍三不五時想起一些事，而且往往是在很奇怪的時候想起，例如洗澡或開車的時候。那些記憶很多是痛苦的，我也很驚訝有些想法（如果胡思亂想也算「想法」的話）居然再次闖回我的腦袋。我想起自己那段時間說了什麼、做了什麼、判斷多遲鈍、思考多沒邏輯。

最重要的是，我那時完全失去幽默感。

我想說的並不是我當時無可奈何，無法為自己的想法和所說的話、所做的事負責，這種話是陳腔濫調，而且有逃避責任之嫌。可是，當你好幾個月無法入睡，你真的很難好好思考、講話和做事。

更何況這幾個月毫無中斷，一個接著一個，綿延成好幾年。

先說一下：如果你現在或以前經歷過心理健康問題（不一定要和失眠有關），或者曾經出現自我傷害的念頭，以下內容可能引起強烈情緒反應。

3月19日
睡眠時數0小時0分

我在想人可不可能因失眠而死。我做了點研究：真的有一種極其罕見的致命病症叫「致死性家族性失眠症」（FFI，fatal familial insomnia）。我確定我有這種病。

我猜你現在也想上網查看看，但別擔心，你得FFI的機率極低。FFI是基因突變所致，有點像庫賈氏病（CJD，一種與狂牛症有關的病），只有少數家族有這種遺傳，多半在德國和義大利。

4月7日
睡眠時數0小時0分

拜廣播之賜，我還是有跟到某些時事。事實上，我的失眠抗戰期正好夾在兩個熱門新聞之間：第一件是二〇一〇年的智利礦災，三十三名礦工困在地底；第二件是二〇一八年泰國睡美人洞（Tham Luang cave）的救援行動，受困的學生最後被潛水員救出。我對這兩個新聞印象十分深刻，因為：（一）他們的處境是幽閉恐懼症患者的惡夢（而我有幽閉恐懼症）；以及（二）我在某種程度上覺得我就是他們。

的確，我沒有困在幽暗的洞穴，反而舒舒服服窩在寬敞明亮的閣樓，還有床鋪和書本作伴。我不需要別人從礦井垂降罐頭給我，只要下樓走進廚房就有食物。如果我想離開這幢屋子，我隨時可以離開，而且想去哪裡就去哪裡。

但有書又如何？我精神渙散到沒辦法讀。行動自由又如何？我萬不得已才下樓，而且常常是烤了吐司就衝回樓上吃（我在失眠那幾年吃了很多吐司）。到失眠第三年的時候，我有一段時間甚至足不出戶。

這些智利礦工和泰國學生是怎麼撐過來的？坎特伯里大主教的特使泰瑞・魏特（Terry Waite）被扣在黎巴嫩當人質的那五年，又是怎麼撐過來的？長期坐監的人——不論是因為罪有應得，還是因為命運捉弄——他們是怎麼撐過來的？

我漸漸發現，答案是你別無選擇，只能硬著頭皮撐下去。

日升日落，晝夜更迭，而你仍在那裡。

但你每天早上還是抱著一絲希望，期待今天會比昨天好一點，雖然毫無跡象顯示如此。這就是樂觀。也許，這就是人類之所以為人類。

6月5日
睡眠時數0小時0分

日復一日，我的生活完全沒有變化，可是一天比一天難捱。我像是掉進天天重複循環的反烏托邦，反覆過著相同的日子。

難道這二十四小時的輪迴永遠不會停？連利曼（Le Mans）二十四小時耐力賽都只有一天而已。用賽車比喻的話，人生倒是有點像我哥的一九七〇年軌道車，永遠在模型賽道上衝個不停——可是連軌道車都有晃動過度停下來的時候（事實上，大多數時候都是如此）。

既然證據說我這種臨時「關機」可能造成嚴重故障，也許結束這場惡夢的唯一辦法是讓自己永遠關機。自殺念頭趁隙鑽進我的腦袋，然後賴著不走。

我已求助成癮，只不過求助對象從人變成電腦。我搜尋「最佳自殺法」，接著是「無痛自殺」、「安詳自殺」，但我對結果不太滿意（那些辦法看起來既痛苦又麻煩，而且一點也不安詳）。

那是網路剛剛崛起的時候。

我當然不會在這裡介紹那些東西，事實上，在幾年後的現在再次搜尋的時候，很多網站似乎已經關閉。這是好事。因為它們不只提供「方法」和建議（是的，你沒看錯），還有留言版讓人勾搭想和你一起「上車」的人。

沒錯，「上車」，多麼平凡的一個詞，但它代表的是以暴力的方式離開世界，毀掉你深愛的每一個人的人生。

我還是得到一些重要資訊，例如：千萬不要吃過量乙醯胺酚（paracetamol）自殺，它會讓你痛苦不堪地拖上四天才死。而且到時候就算反悔也來不及，因為它會對肝臟造成無法彌補的傷害。

我有一段時間超想弄到寧必妥（Nembutal），也就是一九六二年讓瑪麗蓮夢露（Marilyn Monroe）香消玉殞的那種藥物。寧必妥是一種老式鎮靜劑，屬巴比妥類藥物（barbiturate），希罕得跟獨角獸一樣。我查到瑞士的安樂死機構「尊嚴」（Dignitas）（先記下來，改天繼續追），他們也是用寧必妥協助罹患絕症（例如漸凍人症）的末期病患自殺。

我陷入瘋狂狀態，以為只要一而再、再而三地搜同一串關鍵字，一天搜它幾百次，一定會出現不一樣的結果。

當然，我真正想要的其實不是死，而是脫離這永恆的輪迴。我想睡。

6月6日
睡眠時數0小時0分

我對「尊嚴」非常感興趣，在網站上一看就看了好幾個鐘頭，還下載了申請書。

你也許會很驚訝：協助自殺診所真的不是普通難進。

◎出現自殺念頭時該怎麼辦？

以下資訊出自MIND網站（見第三四六頁「相關資源」）。

「想自殺」是什麼感覺？

很多人在人生中某個時刻都想過自殺。它是一種孤寂、可怕、無法抵擋的感覺。

令人悲傷的是：全球每年有八十萬人了結自己的性命（英國約每年七千人），

多數為年輕男性。「企圖」自殺但最終獲救的較多是女性。這種差異的原因是男性的自殺方式通常較為激烈。

將自殺付諸行動的人尚且這麼多，不難想像曾經閃過自殺念頭的人有多少。自殺的念頭有很多形式。有的人是感到「走不下去」，認為結束生命也許比忍受眼前的煎熬更好，或是親友沒有他們可以過得更好。

這些感覺可能突然浮現，隨著時間而鞏固或改變。

如果你會思考自殺的方法，或者已經開始做計畫，請立刻尋求協助。

如果你想自殺：

- 如果自殺念頭揮之不去，而且你真的認為自己可能傷害自己，請直接去醫院，或撥打緊急服務專線請救護車協助。
- 讓人知道你有這個念頭。如果你不能或不想對親人或朋友開口，請告訴你的醫生。
- 如果沒有前述選擇，或是不想讓你認識的人知道，請向一些諮詢或輔導機構和慈善團體尋求協助。

想自殺的人可能有這些感覺：

- 消沉，絕望，彷彿生無可戀
- 想哭，被負面想法壓垮
- 無法想像難以承受的痛苦有結束的一天
- 自認無用，似乎沒有自己別人能過得更好
- 想擺脫身體或感覺麻木
- 迷戀死亡

想自殺的人可能出現以下行為：

- 睡眠不佳，尤其是早醒（如果他們真的有睡的話）
- 吃得少，體重減輕，或恰恰相反
- 對外貌滿不在乎，疏於打理
- 迴避與人接觸
- 立遺囑或分送自己的物品
- 自我厭惡和低自尊

・有傷害自我的衝動

自殺念頭不是永久的。
念頭只是念頭。狀況往往會好轉，只是受苦中的人現在看不到。
但自殺行動的結果是永久的。
補記：我「好轉」之後看到奧地利詩人里爾克（Rainer Maria Rilke）的詩：

就讓一切發生
不論是美，還是恐怖
只管繼續前行
沒有一種感受永恆不變。

我真希望自己在失眠抗戰期就讀到這首詩。雖然我那時就算讀到，應該也只會覺得它在講幹話。
我很確定當時的自己無法領悟其中的智慧，但現在從更高、更自在的位置回望，我覺得它說得對極了。我把這首詩貼在書桌上，助我度過一般的「鳥日子」。

要是我以後再陷入相同的處境，也許它能拉我一把。

6月17日

睡眠時數0小時0分

白天我怎麼過

當你少了「夜」來分割二十四小時時間單位，怎麼算「天」就變得十分困難。我每天的作息都不太一樣，但通常會在凌晨三點半宣告投降，下樓做點吐司來吃。我知道時間還沒到，但就是餓了。我的胃口變成這樣是有醫學解釋的（見第一〇六頁），不只是無聊或貪吃而已。至少我是這樣想的。

要是收音機還沒開，我會把它打開，然後轉到talkSPORT，因為這段時間的我恨死音樂——它會觸動太多複雜的情緒——而且聽聽新聞能讓我想起自己已拋下的專業世界。運動很棒，因為它能減輕痛苦，而且不會「激起」什麼情緒。

到了大約六點，我會長嘆一聲，帶我的第二頓早餐上樓（通常是麥片），騙自己說能在床上吃早餐是難得的享受。

剛開始幾年，我還能盡好責任送小孩上學（有時候啦），後來我只揮揮手送他們出門就縮回樓上。

我洗澡。在這段地獄一般的日子，我一次也沒漏掉洗澡，而且往往一天洗兩次。洗澡是我這段時間唯一的樂趣，只不過洗頭很麻煩，因為手得舉起來，費勁。

雖然我即使在家也不想穿得太邋遢，但我選擇不多，因為我的衣服幾乎都很正式，名家設計，只能乾洗，充分展現雜誌主編的派頭，當居家服穿簡直是搞笑。我的牛仔褲先是在我變瘦時太寬，後來又在我發胖時太窄，而且我每天不是賴在床上，就是蓋條被子窩在沙發，牛仔褲的料子感覺太粗。於是，我要嘛穿條韻律褲加T恤，要嘛連睡衣都不換下來。等到我自己的睡衣穿起來太小，我就拿前夫的來穿。

整整十年，我每天的精華時間都耗在床上。醒著。

我大多數時候是漫不經心地上網亂搜：苯二氮平、自殺或開展新的職涯（是的，我有意識到這裡的矛盾)。我巴不得自己是身體出問題,生一場「不大不小」的病,因為(一)這樣就有人照顧我,(二)大家更容易明白你「真的」病了,也更願意付出同情。

我不是掛在網路上,就是盯著書發呆,不然就是打開talkSPORT當背景音樂聽,左耳進右耳出。有時候我會拉條被子晃到樓下客廳,腦袋放空看電視。不知道為什麼,那時的我並沒有認真面對眼前的困境,只忙著哄騙自己請假「休養」天經地義。我試著創造一種舒適、放縱的感覺,好像自己只是感冒在家休息。

可是這番自我安慰並不奏效。我整天緊繃,猶如千斤壓頂,而且充滿罪惡感。(關於大白天看電視:雖然很廢,但我偶爾還是會眼睛一亮。我迷上BBC一個叫《無本生利》〔*Money for Nothing*〕的節目,主持人是個挺活潑的女性。她會在回收站找人攀談,帶走他們不要的舊家具,稍加裝修重新出售。最後突然上門給他們一個「驚喜」,把賺得的利潤交給他們)。

輪到我接孩子放學的時候,我大約會四點到學校。回家的車上我喋喋不休和孩子聊天,但我同一句話可以講上好幾遍,連我自己都覺得嘮叨。事實上,我和他們根本不算是「聊天」——只有我連珠砲似地問東問西,他們不想接話。

晚餐我隨便煮，專做一些不傷腦筋、不需廚藝，也不怎麼有吸引力的簡單菜色。晚餐解決後我匆匆上樓，打開電腦，再洗個澡。

「就寢」時間通常是八點半。

是的，**我知道這個時間太早了。我知道我應該稍微做個運動。我知道這根本是把「睡眠衛生」當空氣。我知道我不該盯著螢幕一整天。**

但接下來六年，我大多數的日子還是照這樣過。明天也是，後天還是，大後天依然如此。

晚上我怎麼過

每晚上床我都滿懷希望。誰知道呢？搞不好今晚可以成功。我吞藥，躺平，樂觀等待睡意悄悄來襲。我聽見家人一個個上床。一個小時後我還是醒著，於是我打開收音機，黏著電腦，掛在網路上到處亂逛。

到了午夜，我再度「努力」睡看看，但一點希望也看不到。我默默翻閱心中的旋轉式名片架：罪惡感、後悔、恐懼、各種不相干的雜念，還有我一生的回憶，都一一浮現眼前。不過我之所以清醒，不只是因為焦慮而已，我的嗜睡化學物質不知跑到哪裡去了，我的身體就是無法關機。

睡夢之神摩菲斯（Morpheus）不再為我撒罌粟籽[1]，睡魔沙人（Sandman）也已灰飛煙滅。

凌晨兩點，我心已死。晝長夜短的夏天尤其糟糕。晨光等於失敗，讓我想上街砍人。

我對每年十二月二十一日以後的日子產生奇特的恨意，因為它代表日出會越來越早。

7月1日

睡眠時數0小時0分

我很驚訝，日常對話裡居然有這麼多說法和睡覺有關：他終於「清醒了」，決定改變作法；那個做簡報的完全不知所云，從頭到尾都像是在「夢遊」；我朋友「做夢」都想不到有這種事……。

每次我聽見這些說法（有時候連我自己都脫口而出），我總辛酸地把白眼翻到後腦杓。

7月12日
睡眠時數0小時0分

這句話不會有標點因為時間不再有逗點夜晚也不再有句點以後我說早安的方式就是**我受不了了我受不了了我怎麼不趕快死一死**

（詹姆斯．喬伊斯〔James Joyce〕[2]，對不起）

7月13日
睡眠時數大約7小時

我豁出去了：今天我**非睡不可**，不計代價！不擇手段！魔鬼顯然聽見我的心聲，我一口氣吞下一盒氯硝西泮。雖然吃完之後我真的通體舒暢，而且我之前讀過這種劑量的苯類藥物應該吃不死人，但我還是覺得自己幹了蠢事，打電話叫救護車。

兩個高頭大馬的緊急救護員現身，都穿長靴。

1 譯註：罌粟籽有放鬆、助眠的效果。

2 譯註：愛爾蘭文學家，曾在小說《尤利西斯》（*Ulysses*）中以無標點的文句表現意識流。

救護車開到一半，我開始對自己的愚蠢和魯莽產生罪惡感。也許我們應該掉頭，別去醫院了？救護員態度親切，但也非常堅決：抱歉，不行。他們開導我說叫救護車是對的，安全第一。「我們的任務就是幫你得到你需要的幫助。」他們說。

急診室的護理師就沒那麼親切了。他們板著臉幫我抽血和量血壓，一句話也不說，只想草草把我打發掉，這次甚至沒有為我預防性注射生理食鹽水。

我被帶到隔出來的角落，那裡有幾張藍塑膠椅，上頭斑斑點點都是香菸燒過的痕跡，而且很難坐：椅面太斜也太「淺」，沒什麼地方擱屁股。我一直滑開，但也這樣坐了五個鐘頭。我試著把視線挪到上方——嗯，剛換了新的壁紙，可以盯著看一陣子。

我盯著壁紙，試著思考自己到底為什麼要吃掉一整盒藥？難道是老掉牙的「發出求救訊號」？問題是，我已經求救過了。我每天都在求救。醫護人員也知道我人在這裡。可是我得到的幫助只有藥，越來越多藥，每次都是藥，但吃藥似乎越來越不是辦法（何況它們根本沒讓我睡著）。

最後總算來了一位年輕的精神科護理師。她和我稍微談了一下，我把一模一樣的老問題又講了一次。她把我轉介給什麼「居家治療小組」（Home Treatment Team），說他們會努力讓我不需要進精神病院。

居家治療小組說他們明天會來家裡探訪。

悲慘的一天的幸福結局：回家後，我體內殘留的氯硝西泮讓我睡了七個鐘頭。我說不出這讓我多麼快樂。雖然這種邪魔外道的招數顯然不該用，但隔天早上我驚訝地睜開眼睛，為自己總算得到一些休息欣喜。

7月16日
睡眠時數1小時15分（拜少量殘留的氯硝西泮之賜）

往後幾年，居家治療小組還會在不同時間點冒出來，但我對他們實在不敢恭維。首先，你很少看到同一個人出現兩次。另外，他們根本沒有給你什麼「治療」。他們只是在黃昏時出現，問問你過得如何，可是並沒有認真聽你回答。

不過，既然我每天說的都是「我又沒睡……我還是睡不著……就是睡不著」，他們一定也覺得無聊透頂。治療小組的人無一例外，每個都是脫下鞋子，坐在扶手椅上，再咿咿呀呀打開笨重、老氣的黑色公事包（好像每個人的都一模一樣，他們是共用嗎？），把你今天的藥拿給你——這倒是明智之舉——他們不相信你會老老實實照份量吃。例行公事完成後，再以醫界招牌的鬼畫符字跡填寫紀錄。

然後他們老練地起身閃人，去找他們負責的下一個神經病。

8月5日
睡眠時數0小時0分

老闆幫我在城裡安排了一場面談。我到這時（除了那次一場糊塗的短暫復職之外）已經一年沒工作，必須振作一下了。

朋友A知道我現在不敢搭地鐵，答應載我去城裡。她還幫我上了淡妝，搭配一套去年的夏裝。我對這次面談十分緊張，但主管非常親切。她說公司很看重我，希望我歸隊，但一下子讓我回去當雜誌主編恐怕不適合（用得著你說嗎？），不如先從較低的職務開始——比方說為公司的另一份雜誌寫專欄？一步一步來，將來還是能升到我原本的職等。

理論上這是個好主意，問題是我現在連二十六個字母從A背到Z都有困難，哪有可能寫文章對飲食和健康提建議？

讓我寫這種主題的東西簡直諷刺。

親朋好友高興得快瘋了，說我一定要拿出吃奶的力氣緊緊抓住這次機會。我有氣無力地說「好」，我會把握看看。

8月15日
睡眠時數0小時0分

我緊張得要死，連挑衣服都手足無措，耗了兩個鐘頭才出門。我打給主編說我會晚一點到，結果十一點都過了才出門。我不敢獨自走十分鐘去車站，乾脆開車上班。

我一進辦公室就覺得渾身不自在。

首先，這家健康雜誌和我以前的雜誌社是同一個樓層，而且兩家沒有隔間——換句話說，我看得見我昔日的下屬正在努力工作。第二，我有一陣子很想成為這家雜誌的主編，但失眠抗戰毀了一切，我的朋友T拿下這個位子。於是她現在變成我的上司，這讓氣氛有點尷尬。

雖然我很感謝有這個機會，也覺得自己實在不該這樣唧唧歪歪，但蘇加（Sugar）爵爺啊，小女子在心理上真的不適合這個地方！〔3〕

我心虛、膽怯，毫無鬥志。主編請我編輯一份不算難的稿子，但我沒有主見，也不再有批判力，所以看完之後直接跟她說「沒問題」，可以發印——其實不行。

她也請我寫幾篇短文，雖然真的只是很簡單的東西，但我就是寫不出來。我實在不適合為讀者提供運動、健康、飲食、睡眠等等的建議，因為我一個也做不到。（更搞笑的是：我一邊設法硬掰看似精闢的忠告，一邊接到居家治療小組的關心電話，而且不時還要躲進廁所喘息一下。）

失眠這段日子我過度關注自己的身體，這份工作的內容則讓我更沉溺於健康問題。公司的超速頻寬也是一大誘惑——我明明該校潤文章，卻開始搜尋起「牙齦萎縮」。雖然我在同事經過時幼稚地關掉網頁，但我想他們八成知道我在幹什麼。

8月16－29日
睡眠時數0小時0分

雜誌社的人都很有耐心。但過了兩個星期後，這套誠意十足的「米蘭達東山再起計畫」顯然失敗。

我（不可饒恕地）天天遲到早退。就算人坐在電腦前面，心思也不知道飄到什麼地方。雖然同事們都是思想開明的記者，也都了解心理健康問題是怎麼回事，但這裡是職場，不是療養院。

過了一陣子，我和主編朋友都覺得我在家工作也許會比較好——可惜沒有，我還是寫得七零八落。要是以前，我根本不好意思把這種稿子交出去；如果是我的下屬給我這種東西，我一定賞他白眼。

我忘了詳細經過，反正九月初的時候，我又請假休養了。

9月5日
睡眠時數0小時0分

我本來朋友很多。雖然交情好的那幾個告訴我他們隨時都在，但偶爾聯絡的那些漸漸消失。原因很簡單：我們原本不是在下班後相約小酌，就是在送孩子上學後喝杯咖啡，現在這些機會都沒了。

這段時間，點頭之交因為不知道怎麼待我，開始與我保持距離。我無所謂。反正我現在成了句點女王，整個人非常、非常乏味。

3 譯註：艾倫．蘇加（Alan Sugar）是英國富商和上議院議員，曾明白表示不喜歡心理學家，亦不贊同法律限制雇主在面試女性時詢問懷孕規劃。

我最好的兩個朋友雖然家庭、事業兩頭燒，她們還是一有空就來陪我或打電話給我。我很感激她們不離不棄，但也看得出來她們總是熱心而來，敗興而去。我們每次碰完面都只覺得更糟，而不是更好。

有一天，H說她要來「陪我坐坐」——好像我是養老院的老姑媽似的——我心想我真的沒救了。

別的朋友也伸出援手：L常常找我去附近的林子「遛遛」（跟遛狗似地）；鄰居K也歡迎我去串門子，我在她那裡一待就是好幾個鐘頭。

我和她們談的永遠是我和我的健康。我失去傾聽別人的能力，不曾體諒、也沒有想過她們可能也正經歷狗屁倒灶的事。

另一個L（她是美妝線記者）帶我去打免費的肉毒桿菌，希望去掉一些皺紋能讓我看起來有朝氣一點。「如何？我有回到以前的我嗎？」打完以後我問。她看了一陣子，說：「回到一半。」

看起來沒什麼用。

10月5日
睡眠時數0小時0分

睡眠能使大多數人恢復精神，它像是某種「空橋」，讓人從一段活動期邁入下一段活動期。可是對我來說，這段什麼也不做的時間非常傷神。

倒不是入夜和上床讓我緊張（雖然失眠的人常常如此），而是無法入睡會毀掉我整個白天。我變得沒辦法靈活思考，沒辦法行動自如（甚至根本動不了），沒辦法認真感受事物，也總是散漫、恍神、得過且過。

被擣碎的大蒜一定懂我的感覺：窩囊、軟爛、頹唐、一塌糊塗、遍體鱗傷，不但失去一切，而且有點臭。

活得跟死了一樣。

◎發病第三年

1月15日
睡眠時數0小時0分

該來的還是來了。公司寄了資遣通知書和薪資結算單給我。

我不覺得他們苛待我，也沒有感到忿忿不平。他們已經對我仁至義盡，比大多數公司對員工更厚道。

不過，我還沒有正向到能產生好的感覺。

3月23日
睡眠時數0小時0分

我向內退縮，不再外向。最近在鑽的牛角尖是身體健康，尤其是衰退問題。

在床上待一整天對肌張力絕對不是好事。我的手臂和腿現在和竹竿一樣細，連腳都變得骨感。我忍不住盯著它們看，逢人就說我的腳正在萎縮。他們說我瘋了。

我的頭髮活像一叢稻草，原本潔白的牙齒開始變色，法令紋也越來越深。（康復之後，我還是認為自己那時不是胡思亂想。舉例來說，有幾種我吃的藥的確會造成蛀牙。可是在那個時候，我的家人老是說我胡說八道，八成是連腦子都壞了，所以拜託一下，別再嘮叨了。我的牙醫老爸每次聽煩了就說：「你的問題是心理，不是牙齒。」）

接下來幾年，我還會陸續「得到」大腸癌前病變（我去做大腸鏡檢查，靜脈注射的居然也是苯類藥物，真有緣！）、骨質疏鬆症（我自費去做骨質密度掃描）、心搏過速和賀爾蒙問題（最後兩個讓我在哈里街〔Harley Street〕[4]的私人診所噴掉一大筆錢）。

檢查結果都正常。

4 譯註：位於中倫敦，是英國醫療診所密度最高的一條街。

◎失眠對身體健康有什麼影響？

失眠真的會影響你的身體。

談到失眠的時候，大家常常把它當成心理健康問題的症狀，也馬上會聯想到焦慮症、憂鬱症等等，卻很少討論失眠對身體的影響。

但醫學研究和我的個人經驗都證明：即使只是失眠一小段時間，對身體的傷害依然明顯可見。

事實上，從肥胖症、第二型糖尿病，甚至到阿茲海默症，很多疾病都與失眠有關。二〇一九年五月號的《實驗心理學期刊》（*Experimental Psychology*）討論了一些原因，也提出幾個理論（血管充斥脂肪沉積物、腦部有「細胞垃圾」等等）。這份研究說：晚上睡眠時間少於七小時，體內一種叫微型核醣核酸（microRNA）的小分子會顯著增加（微型核醣核酸會抑制細胞蛋白質含量，與發炎和血管病變有關）。

是不是很棒？

◎部分睡眠不足（partial sleep deprivation）……

……並不像長期失眠那麼糟。它指的是你還是有睡，可是時間並沒有達到你的需求。專家稱之為「睡眠債」。

如果只是一晚睡眠不足，你雖然會疲倦，但通常還是能應付隔天的活動。可是如果持續兩、三天睡眠不足，你會開始感到精疲力盡和暴躁易怒。你的工作表現可能會受到影響，也許還會頭痛、倦怠、反應遲鈍、記憶變差，開車可能也會有危險。

長期部分睡眠不足的傷害雖然不像完全失眠那麼大，但還是很嚴重。隨著社群媒體、線上購物和二十四小時串流服務大行其道，長期部分睡眠不足的問題已日益普遍。

有研究要求自願者連續六天每晚只睡四小時，結果發現他們的血壓和「壓力賀爾蒙」皮質醇升得更高，但注射流感疫苗後的抗體卻變得較少。在長期問題方面，受試者出現胰島素阻抗（insulin resistance）的跡象（胰島素阻抗是第二型糖尿病的前兆）。

好消息是：受試者在還清睡眠債之後能重拾健康。然而這仍是警訊，因為很多工作忙碌的人始終無法還清睡眠債。

◎慢性失眠（chronic insomnia）

基於人道，科學家顯然不能對受試者進行長達數年的睡眠不足研究。不過，研究者對失眠多年的傷害已經有一定的認識。

以下是持續失眠對身體造成的幾種破壞（順序與嚴重程度無關）。

體重上升

科學事實：據《肥胖症》（*Obesity*）期刊對三十六篇研究的分析，睡眠不足會讓你更容易變胖（對了，你能想像在《肥胖症》期刊工作是什麼情形嗎？這應該很能在派對瞎扯淡和開話題）。失眠會干擾飢餓素（ghrelin）和瘦身素（leptin）分泌（這兩種激素都控制飢餓感），所以你會特別想吃甜和油膩的食物，或是澱粉，不知不覺就多吃下好幾百卡的精緻碳水化合物。

另外，因為白天精神不佳，你會越來越懶得去做運動，於是你體重暴增，朝糖尿病、心臟病等以下討論的問題邁進一大步。

我的經驗：失眠抗戰的前六年，我因為肌張力和骨質密度衰退的關係，體重其實是減少的（但骨質密度的初步檢查正常），後來才開始發胖。

我自己覺得，這主要是因為醫生最後開了奧氮平（olanzapine）給我（見第一八六頁）。奧氮平其實是抗精神病藥物，用來治療思覺失調症和雙極性疾患（又稱躁鬱症）患者常見的妄想、幻覺、偏執等症狀。奧氮平也能用來「增進」抗憂鬱藥的效果。

想不想猜看看奧氮平的主要副作用是什麼？

在我因為藥物而快速發胖的日子，我整天有氣無力、自怨自艾，把原本的健康飲食原則全都拋諸腦後。因為害怕出門，我的運動債也越欠越多。

所以，我變胖了。到這本書要出版的時候，我還在努力減重（好在還算成功）。

糖尿病

科學事實：《糖尿病照護》（*Diabetes Care*）期刊裡有篇報告說：長期失眠者罹患第二型糖尿病的風險明顯較高。

一年以上每晚睡眠時間少於五小時的病人，罹患糖尿病的風險是每晚睡六小時以上者的三倍。與第二型糖尿病有關的肥胖症情況類似：由於睡眠不足會干擾人體正常的賀爾蒙調節，而賀爾蒙失調是肥胖症的重要原因之一，所以失眠和肥胖症也有關連。

我的經驗：去過幾次醫院後，醫生說我血糖上升了（醫生從來沒有講過我得了「糖尿病」，也從沒開藥給我）。

我顯然需要調整飲食，但面子也很重要，我老是搶在護理師之前開口，忙不迭地保證我會節食。

我的血糖值現在正常。

心臟病

科學事實：二〇一九年，美國一間頂尖大學公布一份綜合報告，指出失眠和高血壓有關。

睡眠不足的人壓力賀爾蒙較高，壓力賀爾蒙與發炎有關，而發炎是心血管疾病的主因之一。話已至此，我不如再補一刀：晚上睡不到四個小時的女性，死於心臟病的風險高出一倍。

我的經驗：我的膽固醇爆升到中度嚴重的程度，開始減重後雖然有改善，但還是偏高。我的血壓倒是一直不錯。

失智症／阿茲海默症

科學事實：近日研究指出失眠會提高阿茲海默症的風險。據哈佛醫學院的一篇報告估計：有失眠問題的人出現認知障礙的風險，幾乎是沒有失眠問題的人的一．七倍。

另一份科學研究的結論更是嚇人：作者說「初步證據」顯示，即使只有一晚沒睡，腦內與阿茲海默症有關的蛋白質數值都會增加。

我的經驗：蛤？你剛說什麼？我是誰？我在哪？我在幹什麼？我的記憶大不如前，所以阿茲海默症應該也不遠了。這樣對嗎？

病毒感染

科學事實：很多人知道睡眠對免疫系統和「T細胞」極為重要（免疫系統是身體對付抗原〔外來入侵者〕的工具，T細胞是負責消滅病毒帶原體的白血球細胞）。

國際醫學資料庫（Archives of Internal Medicine）有研究顯示：晚上睡不到七小時的受試者，感冒風險是睡滿八小時以上的受試者的三倍。另一項研究發現睡眠不足的人得新冠肺炎的風險較高；每多睡一個鐘頭，染疫風險就降低十二%。

我的經驗：我算幸運，失眠抗戰那段時間還沒爆發新冠疫情。我印象中並沒有更常感冒，也沒有染上一次流感，但也許是因為我更少出門，所以接觸病菌的機會不多。

我遇到的其他問題

失眠第八年，我驗血發現自己缺鐵、缺鈣、缺維他命D。但鐵錠我吃了反胃。有個和我交情不錯的全科醫生建議我調整飲食，多吃紅肉和菠菜應該就夠了。

藥單上的鈣片和維他命D吃起來活像粉筆。我的醫生朋友說一千國際單位（iu）的維他命D_3其實已經足夠。我現在天天吃維他命D，也真的感覺不錯。至於是怎麼個「不錯」？我說不上來。

◎失眠就萬劫不復了嗎？

這個問題不容易回答，因為我們缺乏長期追蹤同一群人的研究。「所有長期症狀都是多面向的，我們需要調查非常多的受試者，才能排除干擾因素的影響。」我的睡眠師父蘇菲・博斯托克博士說：「在短期研究中，健康的人好好睡個幾天通常都能復原。」

「不過，我們的確需要進一步分析睡眠改善對失眠者的長期影響。好消息是這項工作正在起步，因為現在已經有很多數位介入方式，像APP、線上工具等等，它們都可以提供量化資料。」

最後還有另一個好消息，對有孩子的人來說更是佳音。「從以前到現在，當爸媽的一定會遇到睡眠不足的問題。」博斯托克說：「但沒有證據顯示為人父母的人會比沒有孩子的人短命——實際上恰恰相反。」

4月15日
睡眠時數0小時0分

我不算太晚發現藥物無法幫我度過難關。

失眠抗戰剛開始時，我已經考慮過要不要做心理治療，但我那時知道自己心亂如麻，根本沒辦法靜下來接受諮商。另外，我總覺得心理治療太美式風格，太耽溺自我，也太貴。但現在既然已經成為精神科的常客，我想就試看看吧。朋友介紹我一個名叫安東尼．史東（Anthony Stone）的心理師，他也認識我的朋友。

安東尼七十多歲，風度翩翩，身材高眺，住在倫敦西北（那裡的心理師比需要心理諮商的人還多）。他的專長是人本主義心理治療（humanistic psychotherapy），Google對這種方法的定義是：「以人本主義心理學為基礎的治療模式。以個案為中心，重視心理師與個案之間的關係，並相信這份關係對創造成長條件是重要的。」

老實說我不太懂它的意思，但往後幾年，安東尼的確費盡心思嘗試各種辦法讓我「更好」，例如建議我拿棍子痛打一個墊子，好釋放我對童年某些問題的憤怒（他認為有，可是我並不覺得。就算我真的藏著一些怒氣好了，我也已經累到沒有力氣發洩）。他也仔細詢問我的過去，想找出讓我落得這般田地的心理創傷。

我想，這種辦法對有悟性的人或許有用，問題是我沒有。我現在只是個好幾年沒睡的行屍走肉，沒有餘力回顧和分析過去。我滿腦子只有睡，省思童年這件事可以之後再說。

不過，心理治療倒是帶來一些出乎意料的結果——我學了好多新的病名，能上網搜尋的東西更多了。

安東尼最在意的是我竟然吃這麼多藥。他認為這些藥讓我無法思考、「不在當下」，製造的問題遠比解決的更多。後來我每一次想擺脫藥物，他都全力支持，他還陪我一起去見我的精神科醫生，向他表達他的憂慮。

雖然安東尼是非常稱職的心理師，也有幾十年的經驗，但我的失眠帶來的破壞還是超過他的能力範圍。儘管如此，他還是陪伴了我好幾年。他能看見以前的我，也盡他所能讓我想起她，告訴我「她一直都在」。在我失去收入的時候，他只收我半價；在我絕望到極點的時候，他願意陪我多談三十分鐘。即使我爽約了幾次，他還是體諒我。

安東尼願意和我外出喝茶，陪我到漢普斯特德荒野（Hampstead Heath）散步（至少剛開始時是這樣，我那時還能出門走動）。我住院的時候，他甚至會來醫院探望。

有一次我家人去度假，我卻把家裡的食物全吃光了。安東尼帶了一袋鷹嘴豆泥、麵包、番茄、水果和巧克力過來，放在我家門口。

7月13日
睡眠時數0小時0分

與安東尼的晤談又一次無功而返。我回到房間，告訴自己：「我放棄。」我常常這樣自言自語：「好，我放棄，你贏了。」問題是：我不太確定這個「你」是誰。是神？是大自然？還是整個宇宙？

但《李爾王》（*King Lear*）裡的葛羅斯特（Gloucester）說得好：「我們在天神掌裡，恰似蒼蠅在頑童手中，他們以置我們於死地為樂。」（他那時雙眼才被挖掉，無怪乎如此怨恨）。

事實上，不論是人、是神，還是任何東西，他們連整你都不屑。

那麼，「放棄」又是什麼意思？我已經過了想自殺的階段，沒得放棄，只能繼續呼吸，繼續一天感覺比一天壞，看著世界扔下你快快樂樂地走下去。

◎發病第四年

2月9日
睡眠時數0小時0分

NHS體系不曉得拿我怎麼辦。

我這一區的NHS機關把我轉到所謂「綜合照護團隊」（Complex Care Team）。我轉進去時它還叫「綜合需求團隊」（Complex Needs Team），但也許是哪個人或哪個地方覺得這個名字太官腔官調、太故弄玄虛，而且不太政治正確，所以給它改了名字。

NHS網站對它的介紹是：「本團隊提供治療與支持之對象，為關懷照顧計畫中具有綜合心理健康問題、但未獲精神疾病診斷（思覺失調症、雙極性疾患、憂鬱症及其他精神疾患）之民眾」。

在某種程度上，我覺得「綜合」這個詞還不賴，但我不想被當成有「需求」或需要「關懷」的人。而且我沒多久就發現：只要一般精神醫療服務幫不了你，你就會被轉給綜合照護團隊。換句話說：這個分類是個大雜燴。

這實在讓人不舒服。不久以前我還是三頭六臂的職業婦女，財務獨立，交遊廣闊，孩子也顧得很好。從莎士比亞的晚期作品到《慾望城市》（*Sex and the City*），我什麼都能聊。我懂得面對不同的聽眾，既能對幾百個同行主管演講，也能到低年級班上對我兒子的同學談我的工作。我從來不是個只會對心理健康工作者嘮叨「我睡不著」的人。如果說以前的我有什麼「需求」，那就是煩惱該挑哪個設計品牌的鞋子穿，還有該選哪個地方出國度假。

沒想到我的情況居然還能更糟：他們硬塞給我一個我很不爽的新診斷——情緒不穩型人格疾患（Emotionally Unstable Personality Disorder），簡稱EUPD。

這什麼鬼？我上網查。《精神疾病診斷與統計手冊》第五版（DSM-V，Diagnostic and Statistical Manual）說，EUPD（舊名「邊緣型人格疾患」〔Borderline Personality Disorder〕，簡稱BPD）的診斷依據是：〔5〕

> 起於成人早期之前，在各種環境背景下表現的一種廣泛模式，對人際關係、自我形象、情感表現極為不穩定，而且非常容易衝動，常表現下列各項中五項（或

五項以上）……

後面列出的項目包括：「瘋狂努力以避免真實或想像中的被遺棄」；易涉入緊張且不穩定的關係；「自我感」（sense of self）不穩定；可能造成藥物濫用和「輕率駕駛」的衝動；一再出現自殺行為或自殘行為；不適當的爆怒和「與壓力有關的偏執想法」。

老天啊。

我實在不認為自己符合這個標準。我開車很小心的。

說真的，我對這個診斷非常不是滋味。

我知道我在精神醫學市場中不算「好顧客」。我尖酸刻薄，愛發牢騷。我老是重複同樣的話（如果那些囈語也算人話）。我對在我聽來是廢話的建議嗤之以鼻。我的恢復情況不如別的心理健康患者理想——事實上，我每況愈下。

而且我現在的問題有明確的引爆點，它們不是「起於成人早期」——我出狀況時都四十二歲了！

5 譯註：以下DSM譯文依照台灣精神醫學界常用的版本：孔繁鍾譯：《DSM－Ⅳ精神疾病診斷準則手冊》。合記出版社，二〇〇三。

三年前我遭受嚴重打擊，力道之大，恐怕連最堅強的人都難以承受。對我來說那是創傷，而我對它的反應是睡眠停止。每個人對創傷的反應都不一樣，我相信很多人在重要關係結束後都會出現情緒問題。而我的反應似乎是長期失眠。

雖然我的「病」出現得非常突然，並不全然符合憂鬱症的標準，但如果他們給我的診斷是憂鬱症，我還可以接受。畢竟，失去大半生追求的東西又失眠好幾年，哪個人不憂鬱呢？況且對我來說，「憂鬱症」並沒有太強烈的價值判斷色彩。

可是「情緒不穩型人格疾患」是怎樣？！

我那個當全科醫生的嫂嫂S認識我二十五年了，她對這個診斷也不以為然。但她說，也許是因為我最近有用藥過量的半自殘紀錄，他們才給我下了這個診斷（「自殘行為」的確是EUPD診斷的標準之一。但我總以為它指的是某些年輕人因情感受挫而傷害自己的憾事）。

可是，即使在我最慘的時候，拿刀劃開皮膚仍然是我連想都不會想的事。

另一方面，要是苯類藥物「成癮」是他們下這種診斷的原因之一，我會十分火大。畢竟，當初是哪些王八蛋開這種混蛋藥物給我的呢？還不就是你們嗎？雖然很多EUPD患者都有酒癮或毒癮問題，但我除了大學時和朋友喝醉過幾次，我從來沒有酗酒，吸毒對我來說更是毫無吸引力。

S講了一些她被診斷為EUPD的病人的狀況。她向我保證：有這種問題的人通常不會名列前茅，不會拿到名門大學的學位，更不會繼續讀研究所，甚至成為全國性雜誌的主編。他們通常沒有知心朋友，婚姻也很少長久（我的婚姻雖然可能走上終點，但好歹也維持了十三年）。

但糟糕的是，我開始自我拷問，追究人生至今大大小小的錯，甚至給自己羅織天地難容的罪名。是的，我幹過一些荒唐事：十八歲的時候，我把主修從法律改成英國文學，還從曼徹斯特搬到倫敦。為什麼呢？因為我不快樂。我想念當時的男友，一個住在首都的攝影師。可是，這能代表我的「自我感」有嚴重缺陷嗎？那時的我還是個少女！

那時的我個性外向（唉！現在不是了），有時候的確沒什麼耐心，但這樣就算「人格不穩」嗎？

這個診斷讓我懷疑自己，也懷疑我做過的每一件事。也許我的成功只是僥倖，我以為擁有的友誼只是幻想？難道我一直是個冒牌貨？我緊咬自己不放：也許我從來不是個好人，無能付出愛，也不值得被愛？

要是我的感覺還可以比之前更糟糕，那一定是現在。諸位醫生和心理師，謝謝你們喔！

我對診斷提出質疑的時候，幾個專業人士彼此使使眼神。諷刺的是，這讓我看起來更不穩。我覺得自己困在某種卡夫卡式的惡夢裡，而且連醒過來變成蟲子都不可得——因為我已經投胎成精神病人。

後記：現在光是回想這段經歷，都讓我為當時年紀更輕、也更脆弱的自己生氣，而且有點想哭。

我不認為生氣和想哭是不健康（或「情緒不穩」）的反應。

◎人格疾患

人格疾患的定義是「一種悖離文化期待的思考、感受和行動的方式，易造成煩惱或社會功能問題，而且會持續一段時間」。

「雖然每個人都有情緒起伏、嫉妒和想要討好別人的時候，但這些表現如果開始造成問題，你就可能被診斷為人格疾患。」一份心理健康資料這樣寫道：「你可能發現自己的情緒變化莫測、難以駕馭、讓人不堪負荷，對自己和別人都造成困擾。由於這種感覺令你痛苦，你可能還會出現其他心理健康問題（例如憂鬱症或焦慮症）。你也可能會以酗酒、用藥或自我傷害來回應這些問題。」

「這些症狀都可能與失眠有關。」蘇菲．博斯托克博士最近對我說。

DSM－V將人格疾患分成三「群」（cluster），共十種診斷：

A群：

妄想型人格疾患（Paranoid Personality Disorder）：你變得容易懷疑別人，卻沒有合理的理由。

類分裂型人格疾患（Schizoid Personality Disorder）：你表現冷漠，喜歡獨來獨往，缺少人際關係。

分裂病型人格疾患（Schizotypal Personality Disorder）：你出現奇怪的想法和行為，人也變得「怪怪的」。

B群：

反社會型人格疾患（Antisocial Personality Disorder）：你衝動、魯莽，有暴力傾向，沒有或幾乎沒有同理心。

情緒不穩型人格疾患（Emotionally Unstable Personality Disorder），**舊名「邊緣型人格疾患」**：我們會在下一頁用更多篇幅介紹這種人格疾患。

做作型人格疾患（Histrionic Personality Disorder）：你喜歡成為目光焦點，言行舉止經常過度戲劇化。

自戀型人格疾患（Narcissistic Personality Disorder）：你自命不凡，認為自己非常重要，不在乎別人的感覺或需求。

C群：

依賴型人格疾患（Dependent Personality Disorder）：你縱容別人掌控你的人生，沒有自己作主的自信。

畏避型人格疾患（Avoidant Personality Disorder）：你害怕被人指指點點，社交場合讓你不自在。

強迫型人格疾患（Obsessive Personality Disorder）：特徵是追求極端的完美、秩序和整齊。強迫型人格疾患與強迫症（OCD，obsessive compulsive disorder）不同——強迫型人格疾患的患者認為只有自己的行為才是合理的，其他人都是「錯」的。

在不斷搜尋人格疾患的這段時間，我越來越相信自己每一種都符合，可能只有最後一種沒有（強迫型人格疾患至少還有酷愛整潔的副作用，會把家裡打理得窗明几淨、一塵不染）。

為了契合本書主旨，我接下來會集中討論**情緒不穩型人格疾患**（EUPD），又稱BPD（邊緣型人格疾患），因為我有一陣子被說是這種型。

人格疾患（PD，personality disorder）這種診斷有爭議性。二〇一三年，心理治療工作者〔6〕史黛西・弗里登塔爾（Stacey Freedenthal）在部落格goodtherapy.org寫道：「對很多人來說，『邊緣型人格疾患』的診斷帶有濃厚的汙名色彩，連某些心理健康專業人士都以貶義使用這個術語——是他們太粗心嗎？未必，因為這個診斷本身就是在說一個人的人格有缺陷。但事實上，有缺陷的是這個診斷。」

6 譯註：這個人是從事心理治療工作的社工師，不是心理師，所以不把「psychotherapist」譯成「心理師」或「心理治療師」。

開明的NHS精神科醫生薩米．提米密說：「念醫學院的時候，我們幾個同學常玩一個遊戲：學生宿舍有六個人，我們坐成一圈，開始鬼扯哪個室友一定有哪種人格疾患。」

「**人格疾患**是個爛診斷。它有點像占星術：你先射箭再畫靶，心裡先有答案再挑症狀。」

「如果病人（一）一直沒有好轉，而且（二）讓治療團隊頭痛，就很有可能被扣上**人格疾患**的帽子。從一九八〇年代精神療養院紛紛關門後，心理健康和精神醫學專業的版圖擴大。隨著社區照顧的長期病患越來越多，**人格疾患**的診斷也越來越常見。」

「病人不再被當成暫時患病、但遲早會康復的人，他們彷彿整個存在都被抹煞。」

「有少數病人歡迎**人格疾患**的診斷，因為他們認為它提供了答案，解釋了自己為何總是格格不入。可是很多人後來發現，有這個標籤還不夠，因為它不能真正幫助他們解決問題。」

「還有些病人覺得它是個汙名，被這樣診斷讓他們感覺更差。」

「另外，**人格疾患**和精神醫學中很多其他診斷一樣，也是主觀的。誰能決定什麼是**正常**？精神醫學沒有討論**正常**的界線。這樣說好了：有反精神醫學運動，為什麼沒有反心臟病學運動呢？因為腎臟不會胡思亂想，也不會對未來感到焦慮。」

「在處理悲傷和**他性**（otherness）的時候，很多心理健康工作者會感到焦慮。有的人想盡快把病人打發走，於是拿出這個偽診斷充數。我覺得這是卸責，是迴避治療失敗的問題。」

「**人格疾患**的診斷也有性別之分：大多數**反社會型人格疾患**是男性——這會帶出**反社會人格者**是**瘋**還是**壞**的爭論。另一方面，被診斷為EUPD的人有百分之七十五是女性——在我看來，這是男性主導的社會將女性的反應病態化的另一種方式。」

「在NHS體系中，治療**人格疾患**的方式是受限的。雖然NICE的指引說：除非病人同時有其他症狀，否則醫生應該避免開立藥物。但問題是：絕大多數被診斷為**人格疾患**的人已經在吃一大堆藥。所以，我們很難依照NICE的指引去做。」

「雖然現在很流行辯證行為治療（DBT，dialectical behavioural therapy），可是到目前為止，我們還無法證明某種治療方式比另一種更有效。辯證行為治療雖然是以認知行為治療為基礎，但它有所調整，針對的是有強烈情緒困擾的人。」

「辯證行為治療處理的主要是過去的創傷，但不是每個人都喜歡這種方法。例如有的病人更希望把焦點放在家庭關係，有的病人根本不想回首過去。沒有一種療法是萬靈丹。」

「身為醫生，我對精神病的標籤很小心。看到情緒低落的病人時，我的第一要務是把他們當成和你我一樣的人，體認到每一個人都可能產生和他們一樣的感受。我必須尊重他們對人生挑戰的不同反應，必須認知到：幾乎每一個人，都是以**正常且／或可以理解**的方式來回應世界。妄下診斷會讓我忽略這些細節，而且可能帶來嚴重後果。」

「每次問診都有獨一無二的面向，每個病人——或他們的家屬——和我培養的關係也是獨一無二的。我想知道他們想透過看醫生達成什麼，也想知道如果情況有所改善，事情可能會有什麼不同。我會試著要我的病人想像這些。」

「病人一開始都想知道『我為什麼會這樣？』但我希望他們進一步思考：如

果我知道原因何在，我的真實人生會有什麼不一樣？我通常會畫一張家系圖，看看家裡有哪些人、誰和誰住……等等，也會詢問更廣的社會支持網絡。我會想了解他們以前遇到別的問題時的**韌性**，還有他們是怎麼處理的。我總是想找出我們經常看漏的內在力量。」

「最後，我會問問他們對**改變**的想法：你認為改變會怎麼發生呢？如果他們說『吃藥』，我會請他們把這個過程拆成更小的部分，想想第一步是什麼，再想想這一步會如何影響其他部分。」

「只要病人反對，我就不會給他們下**人格疾患**的診斷。我認為反對是可貴的心理力量，因為大多數人不會質疑他們的醫生。」

「從實際層面來看，病歷上有**人格疾患**搞不好會讓你不進反退。因為你的醫生治療你的時候，可能不會像治療沒有這個診斷的病人時一樣認真。」

我認為薩米．提米密醫生是很棒的精神科醫生，真希望我當初去的是他的醫院。

註：往後幾年，我還看了好幾個精神科醫生。雖然他們每一個都說我的

EUPD診斷是錯的，但我直到採訪提米密醫生後才想到：或許該去確認一下我的病歷上還有沒有這個標籤——它還在。

現在，我很高興可以告訴大家：我的全科醫生聽完我的考量後，仔細翻閱我最近的心理健康紀錄，最後決定把那個診斷從我的病歷上拿掉。

所以我現在（再次）正式擁有穩定人格了。

3月15日
睡眠時數0小時0分

他們某一天決定要派照護協調員給我。照護協調員是社工的一種，他們會三不五時來家裡訪視，除了提供一些建議，也會看看我們全家整體來說過得好不好。我的照護協調員換過幾次。每隔一個月左右，照護協調員會坐在我家客廳，聽我反覆抱怨「我睡不著」，耐著性子安撫我一下，再含糊承諾會找我的專科醫生做「用藥評估」。

（我記得有個照護協調員吃了一張罰單，脫口飆出一句：「賤！」我默默記下，覺得以後可以拿來當笑料講——大概就是現在吧！）

除了一個叫「歡迎會」的評估流程之外，我不記得他們有給我多少治療。負責評估我的那幾個人也真是倒楣，無端被我的失眠抱怨攻擊了老半天。「歡迎會」一結束，他們馬上把我轉給同一條走廊上的精神科醫生，而這位我根本不認識的醫生二話不說，一秒就在我的苯類藥物上再加一顆安眠藥。

沒用。

我自己做了點功課，發現附近的健康機構有開設計畫，專門幫助有人格疾患的人。可是我偏偏沒住對地方：雖然我家和他們只隔三條街，但不是同一區，他們就不能收我。

於是我繼續孤燈月影伴電視，以氯硝西泮苟延殘喘，兩週一次自費做諮商，看心理師拿出渾身解數，努力修復NHS對我的靈魂造成的傷害。

4月2日
睡眠時數0小時0分

我得到一個又一個診斷，但還是不能睡。

我在talkSPORT上新發現了一個節目，叫「漁夫藍調」（Fisherman's Blues），每週末清晨播出，聊的是怎麼釣鱒魚和鮭魚。我不知為何很喜歡聽。水男孩合唱團（Waterboys）的曲子彷彿帶我回到學生時代。

5月13日

睡眠時數大概二十分鐘吧？

氯硝西泮成了我尾大不掉的問題。因為我的大腦和身體越來越依賴它，我現在得吃更多顆才能有那種昏昏欲睡的幸福感。我的醫生明智地一次只開一星期的藥給我，於是超量服用的我早早就把它們吃完了。週末一結束，我就迫不及待出門補貨。

星期一一大早就跌跌撞撞衝到藥局等開門的人，果然不正常吧？就算藥師只遲到十分鐘，我大概也會緊張死。不曉得是不是我多心，她掏出鑰匙開門時似乎刻意迴避我的眼神。是我想太多也好，是她真的有這樣做也罷，總之我對自己變成「癮君子」感到十分可恥。

我再次上網搜尋苯類藥物。

您最多只應服用四個星期，「盡可能間斷服用」。我已經吃了超過三十個月，而且每天都吃，從不間斷。

6月1日
睡眠時數0小時0分

我向我的全科醫生求助。她一臉凝重，但說她只能遵從專科醫生的指示，畢竟他才是專家。於是，我開始上自助網站研究。

論壇和聊天室裡有一些恐怖的經驗分享，主角多半是長年服用這類藥物的女性。很多人因為苯類藥物而出現心理疾病，有的人甚至連身體也出了問題。更讚的是：苯類藥物還會提高癌症和神經病變的風險呢！網路上有一些求助專線，但我每次打都是語音答覆。

後來總算有人回電，要我去找一個叫《艾希頓手冊》（*The Ashton Manual*）的網路資源。它是藥理學家海瑟．艾希頓教授（Heather Ashton）在一九九九年寫的，教人一步一步降低苯類藥物的劑量，直到「跳船」。步驟說得很細，時間也放得很緩。

理論上，這樣規劃當然有道理。問題是：我現在還有沒有付諸實行的心理力量或動機呢？

◎海瑟．艾希頓與《艾希頓手冊》

海瑟．艾希頓醫生是英國新堡大學（Newcastle University）臨床精神藥物學榮休教授。她從一九八〇年代中期開始發表一系列論文，討論長期使用苯二氮平類藥物的副作用及戒斷問題，相關研究達五十篇。

她建立了一套戒斷方法，協助病人主導自己的療程，以微小但謹慎控制的幅度減輕劑量。她建議病人停用藥效較強的苯類藥物（如樂耐平或替馬西泮），改服半衰期較長的苯類藥物（通常是二氮平〔煩寧〕）。

照艾希頓教授規劃的時程，完全戒斷要花上幾個月、甚至幾年。一九九九年，她將自己的經驗濃縮成一本手冊：《苯二氮平類藥物：它們如何作用？你如何戒斷？》（*Benzodiazepines: How They Work and How to Withdraw*）——這就是後來為人熟知的《艾希頓手冊》。它已經有十一種語言版本，也經過幾次改版，現在可以免費下載。

雖然剛開始的時候，艾希頓教授的看法受到部分精神科醫生的挑戰，可是到一九九〇年代末，大多數醫生都已同意長期使用苯二氮平類藥物並不安全。

艾希頓教授很早就指出：由於大量開立又容易取得，苯二氮平類藥物輕輕鬆鬆就能流入街頭。在《艾希頓手冊》二〇〇一版的前言裡，她說：

「將近五十年前，在苯類藥物剛剛問世的時候，大家原本以為它們是無害的萬靈丹。但現在，在全世界的藥物濫用者中，曾非法服用高劑量苯類藥物者高達九成。前人無法想像的新而危險的副作用（如AIDS、肝炎和遺傳風險），從此傾巢而出。」

二〇一三年，《英國國家處方集》（*British National Formulary*）順應英國醫學會（British Medical Association）的呼籲，修訂它對戒斷的指引，調整成與最新版的《艾希頓手冊》一致。

在這些實際變革之後，全世界已有數以百萬的人因此受益。

二〇一九年九月，艾希頓教授與世長辭，全球各地紛紛致悼，備極哀榮。

◎可是，當你試著擺脫苯類藥物，日子會變得更加難過……

在《精神藥物坦白說：它們怎麼作用？該怎麼擺脫它們？》〔7〕裡，作者喬安娜・蒙克里夫教授（Joanna Moncrieff）說：

「我們已經很熟悉苯二氮平類藥物的戒斷反應，它們包括很多種不同症狀。

由於這類藥物是神經系統鎮靜劑，停用會提高神經系統的敏感度，所以戒斷症狀通常包括焦慮、容易激動、失眠和情緒波動。此外也可能出現不舒適的感官經驗，例如刺痛感、麻木、疼痛或腦子裡有被電擊的感覺。」〔7〕

蒙克里夫教授還列出以下症狀：

- 耳鳴（耳朵裡有嗡嗡聲）
- 自我感喪失（depersonalization），覺得「不真實」
- 對光、聲音或觸碰非常敏感
- 肌肉痙攣、僵直和抽動
- 類流感症狀：發汗和顫抖
- 食慾不振
- 憂鬱
- 心跳加速，血壓升高

要我繼續講下去嗎？

要嗎？好！

「由於苯二氮平類藥物有抗癲癇作用，驟然戒斷恐造成危險之癲癇發作」。

6月8日
睡眠時數0小時0分

夠了，我對自己說。一直吃藥是一大錯誤，你他媽非戒掉不可。但我真的需要有人拉我一把。我向地區藥物與酒精戒癮中心求助，他們就設在附近的醫院，可以隨到隨掛。等候室裡的人顯然都有嚴重的藥物濫用問題，但我不在乎，大大方方走了進去。

治療師當天下午就和我見面，也把我轉介給一位專長是治療成癮的專科醫師。「成癮」，是的，這個詞的確很重，但我現在就是如此。我非習慣不可。

◎「成癮」和「依賴」的修辭政治學

好的，這個議題充滿地雷。我開始在報紙寫文章談處方藥對我的影響時，用了「成癮」這個詞。有個線上病人團體馬上跳出來糾正我。

7 *A Straight Talking Introduction to Psychiatric Drugs: The Truth About How They Work and How to Come Off Them.*

他們主張：醫源性依賴問題（iatrogenic dependence）和「路倒」癮君子的問題應該區分開來（前者的定義是：「醫療檢查或治療所造成的」依賴問題）。

「我們不是癮君子。」他們說：「癮君子是選擇以藥物自娛的人，我們的藥則是醫生開的，我們並沒有濫用。以後能否請您改用**依賴**一詞？」

所以，我該用哪個才對？還有，這很重要嗎？

馬可．霍洛維茲（Mark Horowitz）是倫敦大學學院精神病學家兼研究員，也是一位大力反對浮濫開立有害精神藥物的倡議者。他說：

「雖然大家常把**依賴**和**成癮**混為一談，但兩者的區分其實非常重要，因為治療它們的方式是不一樣的。」

「**依賴**是一種生理過程，所以它常被稱為**生理依賴**或**身體依賴**。只要你服用會造成依賴的物質，就會產生依賴，因為身體會透過生理過程（例如減少受體）習慣這種物質。一個人一旦對某種物質產生依賴，在減少或停止使用這種物質時，就會產生戒斷症狀。」

「**成癮**則是大腦回饋系統被某種物質劫持，讓成癮者難以克制用藥衝動、強迫性使用藥物（只要有藥就吃）、持續用藥而無視其傷害（失業、關係破裂等），還有一心只想著使用藥物（不能用藥時一直渴望藥物）。」

「你看得出來，這和使用醫生開的藥（如苯二氮平類）的人很不一樣。病人之所以吃藥，是因為醫生告訴他們這種治療方式有用，他們只是遵照醫囑而已。任何人吃了會造成依賴的藥物一段時間（往往是數週），都會產生某種程度的依賴，很多人得熬過戒斷症狀才能停藥。」

「還有不少人會對藥物產生**耐受性**（tolerance），意思是他們需要更高的劑量才能產生同樣的效果。苯二氮平類藥物經常出現這種情況。這樣的病人可能也會遇到**給藥間戒斷症狀**（inter-dose withdrawal）——由於藥物對身體的作用消退得更快，他們在兩次用藥之間也會出現戒斷症狀。」

「當然，每個遇上藥物方面問題的人都應該得到幫助。可是在英國，雖然協助成癮者的藥物和酒精戒癮中心很多，但對於非自願依賴處方藥的人，我們目前還沒有提供專門服務。這些病人事先多半不知道他們吃的藥會造成依賴——苯二氮平類藥物、Z類藥物和加巴噴丁類藥物（gabapentinoids）（見第二五九頁）都是這樣，我們現在也知道抗憂鬱藥也會如此。很多人覺得他們吃的明明是醫生開的藥，如果需要求助，不該叫他們去找戒癮中心。」

「由於成癮已有汙名，有時藥物依賴的人為了戒斷症狀去求醫，醫生會說他們是上癮了（換句話說，怪他們誤用了藥物），然後說我們醫生不能開藥給成癮的人。有的人就是遇到這樣的困境：由於醫生拒絕開藥給癮君子，所以他們得不到自己非自願依賴上的藥物。怎麼辦呢？他們只好去找另一個醫生，而那個醫生可能質疑他們：『為什麼你要找新醫生開煩寧給你？』」

「如果把這種困境看做個性軟弱，只是讓這些人既得不到他們需要的幫助，又三不五時受到苛責，不然就像現在這樣——叫他們去戒癮中心努力克服自己的癮。」

「苯二氮平類藥物有可能造成依賴（吃過一段時間的人都會這樣），也可能造成上癮（有少數人會如此）。要是哪個老奶奶因為停用安眠藥而失眠，大多數人都知道不該把她送去戒癮中心，或是嚴厲教訓她怎麼可以對安眠藥上癮。」

我到這本書快寫完時，才發現這是個重要議題。我非常可以體會希望我區分「成癮」和「依賴」的人的顧慮，畢竟，這可能改變依賴處方藥的人的治療途徑。可是我強烈認為：雖然這兩種情況的治療途徑應該有別（見第一三〇頁），

> 但酒癮或毒癮並不比依賴處方藥更「壞」。用「依賴」來描述我當時的狀態是比較好聽，但我沒過多久就進了康復中心（Rehab Land），而大家都知道：去康復中心就是為了戒「癮」。
>
> 因此，我謹在此向倡議使用「依賴」一詞的人致上衷心歉意——我完全了解你們這樣主張的原因——但我會繼續用「成癮」來陳述苯二氮平類藥物對我的影響。

6月14日

睡眠時數0小時0分

我去看成癮科。醫生和我都認為我可以照《艾希頓手冊》的步驟，先減輕氯硝西泮的量，再改用二氮平（後者是較為溫和、長效的苯類藥物）。

我們的計畫，是用幾個月的時間慢慢降低劑量，讓這種藥物和緩地退出我的身體系統。

「一刀兩斷」的戒斷方式非常危險，可能導致心臟病發，甚至危及生命。這件事講幾次都不嫌多，切記啊各位。

我吃的氯硝西泮藥量不少，相當於五十毫克的煩寧。真的很高。但我的計畫合乎實際，加上有專業協助，我覺得勇氣十足。

比較好笑的是：我接下來必須一邊和這個醫生商量減低藥量的事，一邊躲同一棟樓兩層樓上那個開這種藥給我的醫生。

6月30日
睡眠時數0小時0分

今天回診。離開的時候，有個熱情的精神病人跟我打招呼：「嗨！艾美．懷絲！」〔8〕你嘛幫幫忙，除了猶太臉、小洋裝、窄版牛仔褲，還有因為壓力和失眠而暴瘦的身形，我和英年早逝的可憐艾美有哪裡像嗎？

當然有——我們都藥物成癮。我可沒忘了這個諷刺。

7月1日
睡眠時數0小時0分

成癮科醫生頗能同理我的處境，但我覺得自己需要更多協助，才能擺脫這麼大量的二氮平。網路上的建議是不錯，但我想和活生生的人面對面討論，像是諮商師之類的。問題是我幾乎找不到專業協助機構，找到的幾間又離我很遠，零零散散地分布在布里斯托、奧德翰等地——等等！我這條街上居然就有一間！我興高彩烈打電話去，還真的立刻接通。接電話的女人態度溫和，卻也語帶歉意：如果您不是這一區的居民，恐怕資格不符，我們無法提供服務。

我驚愕、生氣又失望。我絕對不是唯一一個有這種問題的人，怎麼就沒有更多資源可以幫幫我呢？其他和我一樣的人都怎麼求助的？

8 譯註：Amy Winehouse，英國歌手，二〇一一年因酒精中毒去世，得年二十八歲。

7月15日
睡眠時數0小時0分

安東尼，我的心理師，最後還是舉手投降，說他能做的都已經做了，但實在幫不上我的忙。他不但沒辦法讓我改變，他的無力感也已經開始影響他的情緒。我們兩個心情都很沉重，決定結束諮商。

我永遠不會忘記安東尼的好。後來我們成了朋友，三不五時一起吃午飯，一起試著改變世界。

9月26日
睡眠時數0小時0分

精神科回診，我對醫生我說有點擔心自己吃太多苯類藥物，想開始試著減量。

「好啊，沒問題。」他說：「但我們也試看看別的東西。」他拿出《英國國家處方集》，給我開了少量普瑞巴林（pregabalin）。他說這是新藥，不會成癮，可以當這段時間的替代藥物。《艾希頓手冊》他甩都不甩。

我吃的藥種類越來越多，真棒。

10月5日
睡眠時數0小時0分

我再次求問Google，以一貫的執念重看討論長期使用苯類藥物之害的網頁。我決定了：我所有的問題都是依賴這些藥物造成的。我扭曲的邏輯告訴我，只要能把腦子裡的化學物質「正常化」，我就能「重啟」睡眠。

可是我現在太虛弱了，靠自己辦不到。也許我該花錢找專業人士幫忙。

於是我開始找康復中心，看看哪一間幫得上處方藥成癮的人（NHS好像只有酒癮和毒癮的住院治療計畫——老實說，看起來滿可怕的——我這種類型的求助無門）。私人康復中心多得嚇人，我實在不知道從何選起。我先把亞利桑那那幾間貴死人的刪掉，再把總是有名人出入的刪掉，有一、兩間堅持「學員」要同住一房，我也刪掉。

我打了幾通電話，有幾間說我情況特殊，他們沒有合適的醫療人員能全程掌握；也有幾間胸有成足地打包票，說他們曾經成功協助人戒斷苯類藥物。其中一家離倫敦很近，費用不算太貴，職員聽起來也親切又有經驗。

我安心地睡了（才怪）。

10月10日
睡眠時數0小時0分

我打電話給選定的康復中心，接下來的事發生得飛快，兩個小時不到就有車子來接我。

司機Z是個二十多歲的女子，活潑開朗，一路上眉飛色舞地跟我介紹這家康復中心。原來她吸食過幾年古柯鹼，後來就是在這裡戒掉的。「這邊很棒，」她說：「我們會讓你好起來的。」

「我們」——這正是我想聽到的詞。有一整個團隊會來接手！他們一定能讓我擺脫那些藥！

抵達中心所在的郊區後，我們這些學員被安頓在幾幢屋子裡，每間屋子都有類似「櫃臺」的人。Z帶我到我住的那屋子，裡頭空無一人。「他們去聚會了。」Z說。我問她是什麼樣的聚會，她說：「戒酒無名會（AA，Alcoholics Anonymous），你明天會和他們一起開。」

真的假的？我又沒有酒癮。

Z說這裡的會都是強制參加，接著給了我一疊閱讀資料。她拿走我的藥，說中心的全科醫生一會兒就到。她還要我把手機交給他們保管，說第一週結束後會還我（但學員們只有晚上才能使用）。這倒是一點也不讓我困擾——我是要跟誰講電話啊？

醫生是個和善的年輕人。聽完我悲慘的故事後，我們一起訂了一份苯類藥物減量計畫。她說我在這裡有人監督，進度可以訂得比我在家時快一點。我們的目標是用三週時間減量，最後一週完全不吃藥，這樣我才能接受這裡提供的大部分治療。

康復中心通常都得待上四週，所以我覺得沒問題，就這樣吧。

最棒的是，這個醫生給了我兩顆唑匹可隆，好讓我今晚睡個好覺，明天才能好好認識這裡的規劃。

進了康復中心卻拿到更多藥？對啊，這是紅利。

10月11日 睡眠時數0小時0分

凌晨：當然，我睡不著。

我讀了Z給我的資料。這家中心是依「十二步計畫」成立的，「規定」每週聚會五次，包括戒酒無名會和戒毒無名會（NA，Narcotics Anonymous）。我不禁自問：這種東西對我有用嗎？然後自答：報名之前，你實在應該好好看過他們的網頁。貨既售出，概不退換。

我對十二步計畫不熟，只知道羅比．威廉斯（Robbie Williams）在紀錄片裡讚美過它，說它幫他戒酒。十二步計畫非常有名，全世界有幾百萬人因它受益。所以我決定既來之則安之，這裡提供什麼就嘗試什麼。撇開別的不談，開這些會應該滿有意思的。

上午：我疲倦得頭暈眼花，但還是逼自己走下樓梯，認識其他室友。

他們人很親切。有個一臉慘白的人和我一樣，也是新來的，他想改掉的是狂喝濫飲的毛病，一直跑廁所。另一位女士氣色不錯，說她已經成功戒酒，準備這個星期五離開。

早餐時大家鼓勵我談談為什麼來這裡。有個年近三十的傢伙講得口沫橫飛，說他曾經一天吞下好幾把唑匹可隆（他暱稱它們「小唑」）。我耐著性子聽他講完，接著說出自己平淡無奇的故事，當然，沒他的精采。

然後，我們一起前往離這裡有一小段路的「醫療中心」。

下午：我記得的不多，總之是一大堆活動。他們印了「十二步作業」給我們寫，我們坐在椅子上圍成一圈，聽每一個人念出手寫的回答，光是這樣就耗了好幾個鐘頭。我的第一份作業是「第一步，第一階」，它說我必須承認我的生活已經「變得不可收拾」，我「對我的毒物（苯類藥物）已無能為力」。

簡單！我承認！

除了這個活動，治療小組也有別的課程內容——我們看了一部主張成癮源於疾病的影片，論點不算突兀，主持人在科羅拉多沙漠裡邊走邊講比較突兀。

行程多得我頭暈腦脹。

晚上：屋裡的室友會輪流做飯（如果你覺得有點像實境秀《老大哥》〔*Big Brother*〕，的確相去不遠）。有個印度婦女煮得一手好咖哩。

晚餐時，我問有沒有人也吃過苯類藥物。大多數人連聽都沒聽過，一臉茫然。有一對來戒酒癮的伴侶說，醫生有開一種叫利眠寧的苯類藥物給他們，劑量很低，用來幫他們戒癮。總而言之，沒有一個人的主要問題是苯類藥物。他們從不認識有這種經驗的人，也不曉得現在或以前有沒有人來這裡戒這種藥。

「櫃臺」倒是想起「今年稍早好像有人戒過這個」，她說她會再幫我查查看。

我有點失望。

接下來有二十分鐘的空檔，讓我們準備去戒毒無名會。我乞求「櫃臺」准我不參加，因為我一整天下來已精疲力盡，全身癱軟。我感覺得到她不以為然，但她還是撥了電話，「許可」我待在屋裡。不過，她也說這是因為我初來乍到所以破例一次，明天開始必須參加。

10月12日
睡眠時數0小時0分

康復中心裡什麼人都有，滿有意思的。

你沒辦法把他們歸納成某種「類型」。光是我認識的就有：一個年紀不小的蘇格蘭女人，原本一天要喝一瓶伏特加；一個來戒酒癮的公關，身上有刺青和紅寶石乳環（她給我看的）；一個管信託基金的年輕小伙子，戒K他命；一個執行長，戒古柯鹼；一個已經來這裡戒了好幾次海洛英的癮君子，看起來以後還會再來。

他們人都很好，有刺青的那個公關不但借化妝品給我用，還試著用橄欖油噴霧整理我又粗又捲的亂髮。

可是，雖然我努力參與，但就是無法「進入」這些藥物和酒精的對話，也無法對他們的「旅程」產生共鳴。康復中心很「硬」（還是只有這間特別硬？），從輔導員到學員到回來幫忙當司機的前學員，裡頭的人一個比一個拚。但我偏偏不是，我是遜咖。

◎戒癮十二步計畫

十二步計畫一開始是戒酒無名會運動的一部分，它提供一系列走向「康復」的步驟，目標是讓人變得「清白」或「清醒」。

十二步計畫最早出現在《戒酒無名會：一百多人從酗酒中康復的故事》（*Alcoholics Anonymous: The Story of How More Than One Hundred Men Have Recovered from Alcoholism*）。這本書被暱稱為「大書」（the Big Book），一九三九年出版，作者是常被稱做「比爾W」（Bill W）的威廉・威爾遜（William G Wilson）。

戒酒無名會的方法經過調整，成為其他十二步計畫團體的基礎，不只應用於物質濫用問題（例如藥物成癮），後來也運用在矯治行為問題（例如性成癮，強迫購物症也適用）。

雖然有些人是進了康復中心才開始接觸十二步計畫，但很多人是直接去參加戒酒無名會或戒毒無名會的「聚會」。這些聚會通常辦在教會或社區活動中心，最近也用視訊會議的形式在網路上辦。聚會時會準備茶、咖啡、餅乾等等。

十二步計畫啟發了這些聚會，也為它們提供了基本框架。戒癮成員一同分享經驗，為勉力堅持的人慶祝，也為不慎「復發」的人打氣。聚會通常會由一名「復原中」的精神領袖主持，目標是「精神覺醒」，從彼此的挫折和成功學習。

成員會隨著進展得到圓形塑膠製的「清醒獎章」，顏色各有不同，上面鑄有他們堅持不沾毒品或酒精的時間。

戒酒無名會網頁有十二步計畫的內容（請見第三四六頁「相關資源」）。十二步計畫被視為「復原」的「階梯」，從承認自己有問題開始，一路攀向「精神覺醒」，並協助別人克服成癮問題。在這趟旅程中，他們鼓勵成員付諸行動（例如「做一次徹底和無懼的自我品格檢討」），並承諾設法補償自己曾經傷害的人。字裡行間經常出現「神」、「更高的力量」、「禱告」等語。

熱心推廣十二步計畫的成癮治療師妮琪・沃頓－弗林（Nicky Walton-Flynn）說：

「十二步計畫既是心靈哲學，也是活出善良人生的方式。目的是為參與成員培力，給他們愛，賦予他們改變行為的能力，以及最重要的——帶給他們希望。人沒有希望就不會有動力。」

「我覺得十二步計畫的道理和CBT是一樣的。」

「肯定十二步計畫的人認為：成癮不只是生理依賴問題（當然，它可以是生理依賴問題），也是思考方式的問題。我最欣賞的成癮定義是：**與某種物質或行為的病態關係**，藉此誘發多巴胺（dopamine）或腦內啡（endorphins）等等讓你感覺良好的大腦化學物質。即使成癮者在理智上知道這樣做對自己不好，但就是忍不住去做。」

「我知道**更高的力量**的宗教意涵讓有些人覺得彆扭。我總請他們想像某個能讓他們感到平靜的人或地方，可以是傳統意義的神，可以是有智慧的老奶奶，可以是靜謐的林地，甚至是天體物理學。」

「有的人是獨自進行十二步計畫，有的人會找像我這種治療師一起進行。也可以找治療團體，像戒酒無名會或古柯鹼無名會（CA，Cocaine Anonymous）等等，和目標一致的戰友一起努力。這些團體打破階級和學歷的隔閡，能提供很大的支持。」

「如果戒癮的人需要醫療協助處理戒斷問題，或環境中的刺激和誘惑太大，必須暫時隔絕，那就還是應該去康復中心。」

註：**沒有某類藥物無名會**。

10月13日
睡眠時數0小時0分

我盯著我的第一步講義發楞。的確，我對苯類藥物無能為力。沒錯，我的生活已經變得不可收拾。可是，我為什麼非得照本宣科按《大書》的話造句呢？我覺得有點像回到學校。

10月14日
睡眠時數0小時0分

康復中心的一天

上午九點：我們伴著輕快的歌曲去醫療中心。〈感覺不錯〉（Feelin' Good）是大家的愛曲。但我感覺不好，因為我一夜沒睡。事實上，我希望他們把正能量留給自己就好，我就免了，感恩。

上午九點半：到醫療中心後，我們七手八腳拿起擺在地上的紙。照理說我們要寫下自己的想法和感覺，但我寫來寫去都是同一句「我還是睡不著」。然後是「感恩」清單——照理說，我們該寫下五件感謝的事，但我一件也想不出來。

上午十點：《今日隽語》（*Just for Today*）是戒瘾者的聖經，書裡充滿激勵人心的心靈小語。每個人都要朗讀一段，並從自己念到的部分找出意義。大家都乖乖讀，認真反省，用心談自己的心路歷程。但那些字彷彿在我眼前糊成一團，我連完成第一道步驟都有困難。最後，我虛應故事像個機器人一樣念過去，一點也不想從這些乏味的陳腔濫調裡參透什麼。

我就直說吧：我和他們不一樣，我沒有進步。事實上隨著戒斷症狀一一浮現，我只覺得越來越不舒服。後來我覺得自己康復無望，乾脆亂編一些正面感言搪塞過去。

這節課總是以〈寧靜禱文〉（Serenity Prayer）作結：

主啊，請賜我寧靜，讓我能接受我無法改變的事；

請賜我勇氣，讓我能改變我可以改變的事；

請賜我智慧，好讓我能分辨兩者的不同。

我一直很喜歡〈寧靜禱文〉，覺得它既優美又有智慧。但我實在不怎麼喜歡手牽手圍成一圈，也不喜歡整節課瀰漫的「愛的抱抱」氣氛。偏偏康復中心裡什麼都不多，愛的抱抱最多。

上午十一點：冥想三十分鐘，帶我們的治療師似乎已精通此道。她要我們閉上眼睛，隨著她的描述想像美景，平靜心情。有點像我失眠抗戰剛開始時學的漸進放鬆。冥想課上非常安靜，但物流車就是這麼準時，每天上午都在同樣時間報到，音樂開得超大聲，好像以為自己是冰淇淋車。我們好不容易才想像出來的潺潺小溪或空曠海灘，就這樣硬生生闖進一台物流車。

雖然我一直心情鬱悶，但每到這種時候總想偷笑。我瞇著眼睛偷看有沒有人的反應和我一樣，結果每個人都正經八百地在自己的小河上徜徉。最後，冥想老師「帶我們回來」。大家伸展身體，露齒而笑，一個個說剛才感到多麼放鬆，這種經驗多麼奇妙。

但我只覺得全身緊繃，牙齒打顫，肌肉既僵硬又痠痛。我以為是自己太不受教，卻沒想到這可能是苯類藥物戒斷症狀。

十二步聚會：每三天左右，每個人必須輪流向大家報告自己的作業，大家會聚在一起一個一個聽。這種聚會通常是由小組長暖場，接著鼓勵大家踴躍發言。

不過，你的報告未必能獲得認可，可能「通過」，也可能「不通過」。我輕輕鬆鬆過了「第一步，第一階」，但「第一步，第二階」沒過。

「第一步，第二階」的問題是：「成癮對你的意義？」我寫了一篇文情並茂的感言——然後在大家面前念出來：我對自己現在的樣子羞愧無比，我一直努力工作，做什麼事都全力以赴，從沒想過自己會變成現在這個樣子。我為此羞愧，但也感到謙卑，不再認為自己高人一等，反而發現自己不比酗酒或吸毒的人更「好」。

錯！小組長說我不該自作主張回答自己的想法，應該從比爾的《大書》裡找答案才對。

我出局了。小組長叫我站到一邊，重寫我的十二步作業。

午餐：每到午餐時間，我都覺得鬆了一大口氣。三明治是幾個室友早上做的。因為我不確定自己的角色，也不屬於任何小圈圈，我總是自己一個人吃，而且吃很多。

午休時間最棒的部分是可以去附近的樹林走走。他們找了個老鳥學員「照顧」我，帶我安全進出。

我們一路上沒說什麼話，我感激這份體貼。

下午場：和早上差不多。上完課以後，我們會按輪值表做些雜務，像打掃聚會教室和小廚房等等。

接著回屋吃晚餐，休息一個鐘頭左右。

晚場：大家登上我們稱作「毒蟲車」的小巴，去附近鎮上參加戒酒無名會或戒毒無名會。我總使出渾身解數想賴掉不去——沒得談，非去不可。

晚上往返聚會的旅途是我們輕鬆說笑的時光。有人說自己有一次被送到急診，卻還是連洗手劑都拿起來喝。大家深表同情。

我學到一個新詞：「嗨時回憶」（euphoric recall），指的是成癮者回想酒精或藥物當初帶給他們的歡樂（當然，這是在這些東西把他們的人生搞砸以前）。康復中心不鼓勵我們聊嗨時回憶，但毒蟲車上多得是這種話題。

我始終置身事外，不想說話。十一月五日煙火節（Bonfire Night）晚上，我們爬上小山，欣賞滿天煙火，但我只覺得人生從未如此孤獨。

11月5日
睡眠時數0小時0分

我的進展不如預期，康復中心同意我多待一段時間，超過標準的二十八天。

11月6日
睡眠時數0小時0分

十二步計畫有些地方簡單如常識，卻十分有道理。我尤其喜歡一句「家門前的路，自己掃乾淨」，換句話說，行為好壞操之在己。這的確是人生至理。我也欣賞「憤恨無濟於事」的觀念，還有要盡可能彌補因你成癮而受到傷害的人。

但我得說：戒酒無名會裡帶著新世紀味道的屁話實在太多，大家開口閉口都是一些無敵正向的口號，什麼「我才是我的主人」之類的。

我實在不喜歡這種東西。對我來說，這些話簡直……簡直八股到毫無意義。最重要的是：把戒癮成敗寄託於「更高的力量」讓我渾身不對勁。我怎麼看怎麼彆扭。雖然幾個輔導員設法說服我它與宗教無關，把「更高的力量」當成你的老奶奶或小時候養的寵物都可以。但我就是不喜歡這個暗指「上帝」的詞。畢竟，誰不知道戒酒無名會運動是一九三〇年代由基督徒發起的？

感覺起來就是美國保守派會用的詞，還帶著點邪教的味道。

發病第十年：來自未來的補充說明

回過頭看這段時間的日記，我知道我看起來很難搞。

如果你有酒癮或藥癮問題，也曾受益於十二步計畫，而我的這些敘述讓你感到冒犯，我深感抱歉。我現在知道這些問題可能源自人生創傷或重大不幸，應該嚴肅以對。

我想說的是：當時的我並不覺得自己比其他學員了不起。恰恰相反。

我覺得自己爛透了，連康復中心都救不了我。

11月8日
睡眠時數0小時0分

日子一週一週過去，我的藥量越減越低。

但我一天比一天不舒服。

我躁動不安，一刻也坐不住，不斷上下樓梯、進出教室，從一個地方晃到另一個地方，連分到的雜務都做不好。

我沒辦法和自己「共處」。我想我的情形用專業術語來說叫「激躁」(agitation)，但這樣說太客氣了。我現在比較像精神上的發癢，癢得我無法忍受。

但我仍有自知之明，知道大家開始把我當成「奧客」：十二步作業沒通過，打掃做得很爛，而且每天都想蹺戒酒無名會。

我找老是穿豹紋大衣的前搖滾少女R輔導員談，我還滿喜歡她的。我跟她說我不是擺爛，而是身體真的很不舒服，覺得在這裡過得非常痛苦。

R面露同情聽我講完，但說我的問題和別人的沒有不同，只是「毒不一樣」而已。她還跟我講了一個恐怖的例子：以前有人用「一刀兩斷法」戒古柯鹼和「速球」

（speedball），結果很慘（給不知道的人：「速球」是一種混和古柯鹼和海洛英的毒品。我在這裡還是有學到東西的）。

我還談到我的孩子，以及我對他們多麼愧疚。R和我聊了她的經驗，也安慰了我一陣子，真的讓我好過了一點（但也沒好多久）。

可是在別的小組，我感覺得到大家對我已越來越沒耐心。其中一個小組長說我仍在「主動成癮期」（active addiction），應該暫停十二步計畫。

我知道我很乏味，也常被指責太少發言。這個治療師問了一輪大家對我的看法，沒有人吭聲，氣氛無比尷尬，只有一個古柯鹼成癮者頓了一下，鼓起勇氣打破沉默：「她人不錯。」（我們很少交談，但我感激他的好心。）

那堂課結束時，小組長叫我站到椅子上唱〈天佑女王〉（God Save the Queen）。我想他大概以為對我使出「嚴厲的愛」（tough love），就能讓我拋下舊我。

但我只覺得難堪，再也忍不住淚水。而且，這還是我花錢自找的。

那晚：我看著鏡子裡的自己。

我憔悴、瘦弱，皮膚粗糙。我已很久沒有保養（連乳液都沒用），連上次曬太陽是什麼時候都不記得。我的頭髮乾燥無光。我已經用我丈夫在超市買的抗頭皮屑洗髮精一段時間，連潤髮乳都懶得用。

塗口紅看起來更糟，像苯類藥物成癮的小丑。

我已四年沒買新衣服。連帽衫起毛，褲子破舊，雪靴髒汙，但我不在乎，一身邋遢四處走。直到隔壁的室友看我可憐，拿了幾件衣服要借我，我才趁出遊時間到鎮上的服飾連鎖店買了幾件（康復中心每週六會讓我們到附近小鎮逛逛，但那裡實在沒什麼好逛）。

曾經風光一時的雜誌主編米蘭達會怎麼看這個歐巴桑？

當然，改變的不只是我的外貌和打扮。我從一個事業有成、靈感不斷的妻子、母親和友伴，變成困在藥癮中昏聵、寂寞的幽魂。

而且他們還要我為此愧疚、為此羞慚。

我無意在道德上貶低酒精和娛樂性藥物使用者。事實上，進入康復中心讓我眼界大開。在我以前養尊處優的中產階級泡泡裡，我從沒遇過生命如此坎坷的人。我這才發現大多數人本性是好的，會盡力用最好的方式待人處事，即使他們有時候做錯了選擇。

總之，老．天．沒．眼。

11月10日
睡眠時數0小時0分

上午：我在學員集合時說，我也會設法停掉普瑞巴林。「普瑞巴——巴拉巴巴巴。」那個小組長把嘲弄當幽默，其他人哄堂大笑。我又一次被當眾羞辱。

傍晚：開戒酒無名會的時間到了，我遊魂似地在外面晃。有個戒酒的學員看我不對勁，有點擔心，靠過來遞給我一根菸。我其實不太會抽，但還是點起抽了幾口，結果咳了幾下。也許我該試著習慣抽菸。

在戒酒無名會上，我像別人一樣照本宣科地說：「我叫米蘭達，我有酒癮。」這樣做半是放棄，半是消極抗議，反正我不在乎了。

我又開始想自殺，還老實不客氣地把我有多痛苦寫進每日心得。結果我還沒來得及反應，就已經被架到樓上的職員室。我有一種被叫到校長室的感覺。

三個輔導員開始問我問題，說他們無法處理有自殺念頭的學員，恐怕得讓我退訓。

但我不想走。我不想回「家」——事實上，我根本不確定自己是否還有家。我對他們說我真的很抱歉，我不是故意的，以後絕不再犯。

他們叫我下樓。我在大家的異樣眼光中走回原來的位子，打斷原本正在進行的小組活動。

這裡每一個人都受夠我了。

11月11日

睡眠時數0小時0分

我決定和中心休戰，明天就離開，這樣對大家都好。

我已經把煩寧降到十五毫克，全科醫生「為安全起見」把劑量調高到二十毫克。沒人和我談普瑞巴林的部分，反正就是停了。

我暫時放棄戒掉苯類藥物。

註：突然停用普瑞巴林其實也很危險，可能造成心臟病發或出現自殺念頭。但因

為我這段時候吃的量很少，所以沒有出現這些問題。詳情請見第二五九頁對普瑞巴林的討論。

◎我待的這間康復中心犯了什麼錯？

我回去找成癮治療師妮琪．沃頓－弗林。她說：「就我看來，這家中心處理不來你的情況。你說你當時還有打電話給其他治療中心，有的也因為同樣的原因拒絕收你。他們說的是實話。」

「對你用**嚴厲的愛**是大錯特錯，就算要用也不能那麼粗暴。我也覺得不適合一直跟你談**更高的力量**。如果我是你的治療師，我會請你回想一天裡感覺沒那麼糟的時刻，比方說刷牙、等水開等等。」

「很多成癮治療師因為個人經驗的關係，會原封不動照搬十二步計畫。雖然我也推廣十二步計畫，但我強烈認為應該把十二步計畫／《大書》當成骨架，將它融入更完整的治療計畫。」

「也許當時不是你嘗試十二步計畫的時機，而且他們那種作法實在很糟，因為十二步計畫應該建立在慈愛之上。話說回來，如果你那時找的是我，我會給你什麼建議呢？我想你顯然需要更長的時間才能戒癮。如果錢不是問題，我會建議你去美國的專業戒癮中心，他們會要你在那裡待上幾個月。」

「我覺得滿難過的是，戒處方藥的人負擔得起的協助其實很少。政府就是不願意在這個方面撥預算。」

◎「本來」應該怎麼戒斷苯類藥物？

主要問題是：英國這個領域的專家很少。在我寫這本書的這段時間，有人介紹了幾間專門中心給我：倫敦一間，布里斯托兩間，奧德翰一間。我也因此認識了梅蘭妮・戴維斯（Melanie Davis），倫敦最老字號的專業苯二氮平類藥物戒斷中心主管。

梅蘭妮協助苯類藥物依賴者已超過二十五年。除了協助「改變・成長・生活・REST服務組織」（Change Grow Live REST Service，REST指康復〔Recovery〕、經驗〔Experience〕、安眠藥〔Sleeping Pills〕和鎮靜劑〔Tranquilisers〕）的個案之外，她也是幾個國會委員會和實證精神醫學會議（Council for Evidence-Based Psychiatry）

的成員，同時也擔任NICE和英國醫學會的顧問。

梅蘭妮對苯類藥物幾乎無所不知。她甚至是全科醫生苯類藥物測驗的出題委員——居然有苯類藥物測驗！

真希望我在失眠抗戰那時就認識她。

梅蘭妮說：「苯二氮平類藥物是一種特殊的化合物，不能用戒除別的成癮物質的方式來戒。有的地方要特別留意。」

「一般康復中心多半不適合，大部分康復中心的人也沒有這方面的專業訓練。」

「苯類藥物成癮一點也不好玩。首先遇到的問題是：大家常常以為它們沒有多壞，老太太們從六〇年代就開始吃了，不是嗎？連滾石樂團的歌都叫它媽媽的小幫手。這對解決問題一點幫助也沒有。我有個個案看起來很正常，如果在超市遇到她，你不會覺得她有什麼不對勁，可是她一天要吃三百毫克的煩寧。這是很高的量，是我處理過的個案裡最高的。她是透過非NHS的私人醫生處方拿到這些藥。」

「我還有一些個案使用非法藥物——美國藥贊安諾（Xanax）也帶來新的問題。

有的人一開始是因為酒癮而就醫求助，醫生開苯類藥物幫他們戒酒癮，結果酒癮是戒了，但三十年後他們還在吃苯類藥物。我們不管個案是因為什麼原因開始依賴苯類藥物，都提供協助。」

「我們的個案大多都有醫生開的長期處方，他們去找全科醫生時不覺得有什麼問題。我們的個案從十八歲到八十七歲都有，平均年齡是五十五歲。百分之四十是男性，六十是女性。」

「我得說，醫生們太低估了這些藥造成的問題。」

「該用**成癮**還是**依賴**？我會說這叫**非自願依賴**。」

「長期服用苯類藥物的問題包括：情感麻木（失去「感覺」的能力）、恐慌、懼曠症（agoraphobia）、視覺模糊和腦霧。如果和酒精產生交互作用，這些症狀會更為嚴重。依賴也是很大的問題。如果你出門度假卻忘了帶苯類藥物，你可能得飛回家拿。」

「要是原本的醫生不再開處方給他們，他們會開始**逛醫院**找別的醫生開、上網購買，甚至去街頭找黑市買，連備受敬重的人都可能這樣。」

「不能突然停用苯類藥物，這樣做可能心臟病發致命。」

「十二步計畫之所以不適合用來戒斷苯類藥物，這也是原因之一。雖然它能幫助其他物質成癮者挽救人生，但它是以禁絕（abstinence）為基礎：你必須停用這種物質，而且長期把持，但苯類藥物不能突然停用。」

「正因如此，你看不到苯類藥物無名會。也有人雖然想戒癮，但不太能接受無名會散發的宗教氛圍。REST則提供以使用者為中心的**互助方法**。」

「一刀兩斷的方法真的很危險，千萬別用。除此之外，戒斷過程也不宜太快。如果不在醫護人員監督下漸進減量，可能會出現**拖延性戒斷症候群**（protracted withdrawal syndrome）（詳見第一八四頁）。」

「包括嚴重的睡眠障礙、焦慮、憂鬱和類流感症狀等等，這些問題可能拖上好幾年。」

◎對有苯類藥物問題的人，梅蘭妮會這樣協助：

「有兩個問題需要處理：藥理上的依賴問題，還有心理上的依賴問題。有經驗的治療師知道這兩個問題是連在一起的。」

「我會請個案的全科醫生協助，重新為他們調整每天的劑量。比方說你本來每天吃三十毫克的煩寧，有時候得吃到五十毫克，那我們就先想辦法停在三十毫克，然後再隨著相應的治療和協助慢慢降。」

「減量的過程越緩和越好。能降多少因個案而易，很大一部分要看他們的年齡、環境、服用苯二氮平類藥物多久，還有他們自己覺得能降到什麼程度。」

「我們會安排小組活動，讓他們相互支持，分享彼此的經驗，也會請有經驗的志工參與，並提供正式的諮詢。」

◎如果你依賴苯二氮平類藥物，也想停藥：

「千萬不要突然停藥。」

「如果你覺得你的用藥／戒斷情況已經需要送急診，請不要猶豫，趕快打電話。」

「戒除苯類藥物依賴的路可能非常寂寞，請盡可能尋求朋友和家人支持。」

「如果你很幸運，剛好住在有提供專業苯類藥物戒斷協助的地區，請徵詢他們的建議。」

「目前還是有少數機構提供協助，請上網查詢。」

「我極為推薦《艾希頓手冊》(請見第一三三頁)。設法把你的劑量穩下來;每天都要把藥準備好。」

「好好研究自己的情況。專業網站和它們的論壇可能對你有幫助,但不要太在意那些恐怖的故事。每個人不一樣,如果你能負責地規劃自己的戒斷過程,也許你不必走冤枉路。」

「NHS在各地的戒酒和戒毒服務可能有幫助,如果你在居住、財務、托育等方面需要協助,它們應該能幫你不少。」

「守住自我認同。牢記你在出現目前的問題前是什麼樣的人,以重新成為那樣的人為目標。」

「盡可能養成良好的飲食和運動習慣。不過,在使用和戒斷苯類藥物期間,你可能真的很難約束好自己的身體。請實事求是:雖然有的人輕輕鬆鬆就能騎自行車十公里,但大多數人沒辦法。」

「不必強迫自己每天出門。由於懼曠症是使用和戒斷苯類藥物常見的副作用,**每天出門**可能說起來比做起來容易。」

「別苛求自己:戒斷苯類藥物從不容易。對於有些曾對其他物質成癮的個案,苯類藥物是最難戒的。」

「切記：有希望的！新的神經路徑隨時在形成，苯類藥物對大多數個案造成的傷害不是永久的。我沒遇過問題毫無改善的個案。」

◎梅蘭妮認為該做的事：

「政府應該提供醫源性成癮協助。全科醫生和精神科醫生都應接受相關繼續教育，以了解這類藥物的危險，並接受協助戒斷的專業訓練。」

梅蘭妮不愧是專家！她真的什麼都懂！

11月12日
睡眠時數0小時0分

康復中心的兩個輔導員載我回倫敦。我請他們送我到醫院急診室，也許我需要的是「正常」的NHS精神科讓我住院；也許有什麼神奇的安眠藥，只是之前沒人開給我；也許有什麼人完全了解戒斷苯類藥物有多困難。

輔導員送我到我家附近的醫院，然後拍拍屁股走了。

我又被晾在某個房間的藍色塑膠椅上，枯等一天，身邊擺了一個超大的袋子，裡頭是我帶去康復中心的全部家當，還有這段時間所有的衣物。我覺得自己像個遊民。

最後，總算有急診室精神科團隊的人來找我，但她也不曉得該拿我怎麼辦。

在精神科找床位本來就很難，不請自來又要求住院的人更是罕見。但我的絕望大概被某個地方的某個人感應到了，他們真的找到一個床位。不過，我原本以為自己會被送到我平常門診的醫院，但他們說那裡目前沒有床位。

有空床的那家醫院位在我不熟的城區，但NHS的病人不容挑三揀四，我只能去那家。送我去那家醫院的路上，救護車呼嘯開過我家的街角。

我心頭一震——我想下車！

儘管我恍然大悟自己正鑄下大錯，卻麻木到一句話也說不出來（雖然就算我對救護員開口，他們也不可能說聲「好喔」就讓我在家門口下車）。於是，我們在深夜時分抵達一座陰沉、低矮的長型建築。

進了病院，雙扇門咿呀一聲在我背後鎖上。他們帶我到我的「病房」——一塊用簾幕隔出的空間，寬幾乎不到二米，一個房間隔了六間。

我到底幹了什麼傻事？

11月13日
睡眠時數2小時（可能嗎？）

凌晨二點，我對面那間「病房」開始引吭高歌，聽不出來是哪種語言。我拜託他們小聲一點，但他們充耳不聞。我本想早上向醫院投訴，結果還沒來得及告狀，就被轉到了我的地區醫院。

先聲明一下：我支持ＮＨＳ，也很希望自己不必一再老調重彈，不斷批評我國精神健康資源的可悲情況。可惜我別無選擇，只能實話實說：在ＮＨＳ的精神科住院真是痛苦——至少在這間醫院的這座病棟是如此。

我承認，它的確比上一間好：我住單人病房，有一張小床、塑膠床墊、橡膠枕、洗手台、衣櫥，還有一扇附有門擋可以半開的門。我坐在床上往窗外看，是一片正在變黃的梧桐樹葉。

可是這座病棟蓋在地鐵線旁邊，列車每天轟隆轟隆開到凌晨一點，然後清晨五點又繼續行駛。房裡的燈閃閃爍爍，職員整晚都在監視，而且不太把保持安靜當回事。

這種環境實在令人難以入睡——如果有人記得的話：我不就是因為睡眠問題才落得這般境地的嗎？

這裡幾乎沒有治療，只有一間聊備三支粉筆和幾塊黏土的「藝術教室」——抱歉，我還有起碼的尊嚴，我不去。有個小組時間倒是滿有趣的，是一位心理學家來和我們談馬斯洛（Maslow）的需求層級（Hierarchy of Needs，金字塔形的人類需求圖，從食物和性開始，最高的地方是「自我實現」）。這堂課的知識量豐富得驚人，我也透過它稍微整理了一下自己。

但除此之外，實在沒什麼事可做。電視整天開著，但也整天都靜音。我還找到半本法蘭克・辛納屈（Frank Sinatra）的傳記，後半本，所以我至少知道結局（沒朋友，沒戀人）。

一天三次，有個老愛發號施令的護士[9]會威風八面地站到走廊，喊：「走動時間！出來呼吸新鮮空氣！」每個人都乖乖聽令，拖著腳步走到小得要命的院子，而且圍牆

9 譯註：考慮到作者個人觀感，這裡譯為「護士」，而非較為正式的「護理師」。

高得幾乎看不到天。我以前去過一次貝尼多姆（Benidorm）〔10〕，這讓我想起那裡。

這個院子就像個大菸灰缸，到處是菸味。我是這裡唯一不抽菸的病人。病房裡的空氣其實還比這裡新鮮。

我不想讓家人來這裡看我。但我的前心理師安東尼來了，還帶給我無敵大支的巧克力棒。

11月14日
睡眠時數0小時0分

護士們好像每個都和病人有過節似的。你請他們幫忙的時候，還真的會看到他們的眼神突然飄走。說實在話，他們比較像獄卒——我猜他們大概也不得不如此，畢竟大多數病人不是「強制住院」，就是被精神健康法送進這裡。這裡的護士都很高，每次我想找他們幫忙，他們的視線總是直接越過我的頭頂。

雖然我是自願住院，但他們還是不准我出去，連在醫院裡走動都不可以。對此，我一肚子不快。我和大多數病人明明不一樣，我又不是被強制住院，本來就應該想來就來，想走就走。這些護士像是專門來這裡管秩序和發藥的，毫無同情心。

只有一個來精神科實習的護士學生對我比較好，看起來還不到十九歲。其實她什麼也不能做，但她至少願意聽。

11月15日
睡眠時數0小時0分

目前為止，好像只有一個醫生來看過我。

雖然這段時間的記憶模模糊糊，但我記得那個專科醫生很年輕，他決定照我原本的處方開藥。我大失所望，因為按照我壞掉的邏輯，我來住院就是要找新辦法的。

他還建議我找個工作：「去大賣場做看看嘛！」

10 譯註：西班牙避暑勝地，高樓大廈林立。

11月16日
睡眠時數0小時0分

有個男病人跑來女病房這邊的浴室拉了一坨。我們只好全部挪到男病房那邊等人清理，一等就是幾個小時。

11月17日
睡眠時數0小時0分

我想和別的病人講講話，但你知道的，他們多半病得不輕（當然，我也半斤八兩）。往往剛開始聊的時候還挺正常，但沒過多久就會有人開始談征服世界。有人掏出一本筆跡有如天書的筆記，說那是他對鐵路的研究心得。他說他發現了前進「宇宙」的關鍵，可以讓我在那裡停留一個半鐘頭。

我和兩個人結為好友：一個是前桌上足球冠軍（我們在病房的球桌玩——我居然贏了一局！我覺得她應該是藥量太重了）；另一個是每天都穿曼聯（Manchester United）球衣的可愛小伙子，我們一起看了一場歐洲冠軍聯賽。

但其他的大部分時間，這個個頭瘦小的孩子總被粗魯地押進軟墊病房（那裡看起來怪可怕的），被幾個大塊頭護士壓著打針。

曼聯贏了那次比賽。謝天謝地。

11月18日

睡眠時數0小時0分

待了五天（吧？）之後，總算有人「巡房」。除了那個年輕專科醫生之外，還有其他一大票我不認識的人。我像個旁觀者一樣默默聽他們討論我的病歷。

他們決定不要浪費時間在我身上，馬上趕我出院，再次扔給居家治療小組處理。

11月20日

睡眠時數0小時0分

我下定決心了：非把這些藥統統戒掉不可。

一開始吃藥只是為了睡眠，但事實證明這是個餿主意。我現在不但依舊沒辦法睡，還對這些藥上癮。

康復中心是場災難。NHS不能指望。《艾希頓手冊》需要我沒有的自律（和數學能力）。

所以，還是靠自己吧。

我沒有笨到去試「一刀兩斷法」——我知道弄不好會沒命。不過，既然我已經把煩寧從五十毫克減到二十毫克，代表一部分的劑量已經搞定。上網研究一番之後，我發現曲唑酮（我的抗憂鬱藥）不會有戒斷症狀，就算有也很輕微。

好，那我就自己慢慢減——可是我又懶得好好想減藥計畫，最後有寫跟沒寫一樣。但管他的。我都已經吃了這麼多苦頭，事情還能糟到哪裡去？

就照著十二步計畫做，潔身自愛，遠離誘惑。我會吃很多羽衣甘藍，喝很多水，多說正向的話，搞不好也去練練瑜伽。

到時候，我純淨無毒的大腦一定會對自己說：「這就對啦！你想重拾睡眠就得這樣做。」然後我就能重新啟動。

12月25日
睡眠時數0小時0分

聖誕節糊裡糊塗過了。我大多數時間窩在床上，到處查各種身體症狀。家人做了大餐，我匆匆吃完就衝回臥房。這裡是我的避難所，我集中全力不讓自己吃那麼多藥。

◎發病第五年

1月9日
睡眠時數0小時0分

我現在把藥都停了，只吃低劑量的煩寧。但我的腦袋一片混沌，想不起來自己到底吃多少劑量。家人都準備去度週末了。

我決定了：既然家裡現在沒人干擾，這是一鼓作氣全部叫停的好機會。以後什麼藥也不吃，和它們的孽緣到此為止。

星期五傍晚，我最後一次吞下煩寧。可是到了星期六的午餐時間，我越來越緊張不安。於是我開始看男子團體「一世代」（One Direction）的紀錄片《這就是我們》（*This Is Us*），哈利（Harry）、贊恩（Zayn）等青春偶像一定能讓我熬過這關。

戒斷症狀一個一個冒出來——發抖和流汗我都領教過了，反胃也是。但連我都沒想到的是，心理折磨居然恐怖到這種地步，像是肚子插了把刀再被塞進球裡在地上滾。片尾名單出現時，我整個人已經被徹底打趴。

我抱著肚子在地上滾，痛苦呻吟，我想大概連鄰居都聽得見我的哀嚎。

接下來的記憶非常模糊。但我記得自己出現一種新的怪「症狀」：我開始打自己的臉。有點像達斯汀・霍夫曼（Dustin Hoffman）在《雨人》（*Rain Man*）裡那樣。

你問我為什麼會這樣？我也很想知道。

發病第十年：來自未來的補充說明

《精神藥物坦白說》的作者喬安娜・蒙克里夫教授解釋道：

「突然停用苯二氮平類藥物可能造成精神症狀、錯亂、自殺衝動，以及其他開始服藥前從沒出現過的行為障礙。」

「戒斷症狀通常會在停藥或減藥幾個小時或幾天後出現，視該藥物的半衰期而定。如果是二氮平（煩寧）這種長效苯二氮平類藥物，戒斷反應可能來得比較慢，有時要幾個星期後才會出現。」

「最新研究顯示：只要使用苯二氮平類藥物六個月以上，停藥後都會出現某種程度的戒斷反應。我們已經發現：一九八〇年代以降，戒斷症狀常常持續好幾個月。」

「症狀通常會隨著時間越來越輕，逐漸改善。但有的人一直很嚴重，變成延續幾個月或幾年的拖延性戒斷症候群。拖延性戒斷症狀有時很像憂鬱症之類的常見疾病。這些症狀可能嚴重影響病人的生活能力，讓他們想停也不能停。」

「如果他們堅持不再用藥，他們可能得忍受生活品質明顯下降幾個月，甚至幾年。」

「至於如何安全而有效地戒掉精神藥物，我們目前十分缺乏相關研究。對於很多案例，我們其實並不確知停用藥物應該多快或多慢。有些情況突然停藥可能會有生命危險。太快停用高劑量苯二氮平類藥物和戒酒太快一樣，可能造成癲癇發作之類的嚴重戒斷反應。」

「遇到這種情況，緩慢而謹慎地停用藥物十分重要，而且要有醫療人員監督。」

1月13日
睡眠時數0小時0分

娘家的人出手幫忙。今天，他們幫我在私人精神醫院掛了專科醫生的號。看診過程我已全部忘光，只記得診間地毯的螺旋花紋。然後，他們帶我到一間顯然比NHS病房高檔的房間。但這種「高檔」差不多是三星旅館的等級，不是我們平常想像的那種巨星名人的豪華套房。

總之，我又住院了。這家醫院超貴，我爸說他來埋單。

1月14日
睡眠時數0小時0分

在想辦法拼湊這次住院的零碎記憶之前，我先把我出院時精神科醫生寫的病歷摘要抄在底下。

讓你們看看醫療專家當時是怎麼看我的。

「我請米蘭達住院治療時，她的精神狀態表現出嚴重的憂鬱症特徵，同時妄想自己的身體正被摧毀。她說她已經待在家裡的閣樓一段時間，和別的家人分開。她也自陳目前面臨人際、家庭和經濟等問題。她精神狀態不佳，已在NHS醫院接受治療多年。」

「米蘭達自住院起便表現出精神病症狀，所以我一開始是開奧氮平[11]（從每日二·五毫克調升至每日二十毫克）和福祿安（Fluanxol）[12]（每日一毫克）。後來因為憂鬱症狀的關係，她也開始服用文拉法辛XL（venlafaxine XL）[13]七十五毫克）。她的精神狀態穩定改善，住院最後一天已能參加小組活動，也在餐廳與其他患者交際和共餐。」

「剛開始住院時，她對所有人際互動退縮，並不斷打自己的臉。」

「出院前二天，米蘭達要求將奧氮平改為其他抗精神病藥物，因為她覺得體重增加得太快。她在意自己的外貌，這顯示她已更關心自己。我將奧氮平二十毫克改成理思必妥（risperidone）[14]三毫克。出院時，她每日服用理思必妥三毫克和文拉法辛XL七十五毫克。」

◎精神病（psychosis）的定義

脫離現實謂之精神病，包括看見或聽見其他人看不見或聽不見的事物（幻覺

（hallucination〕），以及相信實際上並不真實的事物（妄想〔delusion〕）。

精神病的兩大症狀是：

幻覺：當事人聽見或看見（有的人是感覺到、聞到或嘗到）其實只存在於他們心中的事物（但他們感覺起來非常真實），謂之幻覺。幻聽是常見的幻覺。

妄想：當事人抱持其他人沒有的強烈執念。常見的妄想是懷疑別人陰謀加害自己。

我很確定我從來沒有幻覺或幻聽。至於妄想，這樣說吧，我知道這個精神科醫生是怎麼想的：他把我「幾年沒睡」的主訴當妄想。他還在我抱怨身材走樣時開我玩笑。

他的信基本上就是說我瘋了。我對這個診斷倒是沒什麼異議，畢竟一個人二十四小時坐在床上搧自己耳光實在不算正常。

11 原註：一種抗精神病藥物，以副作用是發胖而出名。

12 原註：我最近才發現這是思覺失調症的藥。哈囉？思覺失調症？有沒有搞錯？

13 原註：一種SNRI抗憂鬱藥（見第六三頁）。

14 原註：一種不致造成體重增加的舊型抗精神病藥物。

◎精神科醫生薩米・提米密談精神病

「一百多年來，我們基本上這樣區分『精神疾病』和『神經疾病』：神經疾病患者仍有現實感，精神病患者則是失去現實感。這種定義的歷史很長，但也經常造成困擾。最為人所知的精神疾病是思覺失調症。」

「精神疾病的主要特徵有三：思考失常、妄想和幻覺（又稱知覺異常〔bnormal perceptions〕）。依照《精神疾病診斷與統計手冊》的標準，只要你有幾個以上的症狀，就可以診斷為精神疾病。」

「從你的病歷摘要和你告訴我的情況來看，你可能真的有達到精神性憂鬱症的標準——前提是你相信這套系統有效，因為這套系統是主觀的。不過，它這樣說你並非毫無道理。畢竟在睡眠不足的病人身上，我看過各式各樣奇特的症狀。」

「奧氮平和理思必妥都不是什麼好東西。它們會阻擋很多大腦化學物質（尤其是多巴胺），把病人變成行屍走肉，既不能助睡，也不能享受樂趣。阻擋多巴胺可能帶來類似帕金森氏症的情況——麻木。抗精神病藥物也會擾亂你的代謝系統，干擾你的胰島素敏感度和生長激素。你會變胖我一點也不意外。」

「還有一種症狀非常罕見，叫『靜坐不能』（akathisia）。這是一種動作障礙，特徵是坐不住，心裡一直有種不安、焦灼的感覺。」
「我認為有的時候的確需要使用抗精神病藥物。可是在現在服用這類藥物的病人裡，恐怕只有不到百分之五是這種情況。當病人處在高度激發狀態、脫離現實，而且有傷害自己和別人的危險，這些藥可以降低他們的情緒強度，讓我們可以開始對話。」
「作為醫生，我只會在情況緊急時開抗精神病藥物，而且是低劑量。目的是盡快讓病人脫離這種情況。」

1月15日
睡眠時數0小時0分

我很確定我跟精神科醫生講過（而且講了不只一次）：我吃了高劑量苯二氮平類藥物將近五年，最近才用滿快的速度戒掉。但醫生覺得這是小事，輕輕把它擱到一邊，馬上進入下個問題。

他也沒把我的失眠當回事，反而給了個語焉不詳的診斷——「多巴胺不足」之類的——反正，就是你會用來搪塞對精神醫學一無所知的病人的那種術語。

我已經疲倦到神智不清，沒辦法再向他滔滔申辯缺乏睡眠對我影響多大，也沒力氣再強調我對苯類藥物的戒斷症狀多麼擔心。結果，不但診斷和治療計畫都沒將這兩項因素列入考量，連出院時的病歷摘要都對它們隻字未提。

我覺得問題很大。

2月1日

睡眠時數0小時0分

我住院以前就有懼曠症。從康復中心回家後，我根本連門都不出。但我起碼會在家裡的不同房間走動。

可是到這裡之後，我甚至只賴在自己的房間。雖然職員們一直勸我，我還是不想和別的病人互動或參加治療團體（這裡和NHS醫院不一樣，他們真的有完整的治療計畫）。我也不想去餐廳吃飯。

我甚至不去找精神科醫生，儘管他的辦公室就在同一條走廊。

按照這裡的規定，他們每十五分鐘要來「查房」一次，我猜大概是怕我用塑膠窗簾杆還是門把上吊（其實這裡的門把都又圓又滑不溜丟的，用它上吊還真不容易）。

因為這裡是私人醫院，付錢的是大爺，所以職員們一開始還樂意幫我把餐點送到房裡。但可以理解的是：我待得越久，他們就越不想幫我送飯。由於房間裡的窗戶只能開個小縫（大概是怕我們逃走），我的房間開始飄出異味。

我每天什麼也不做，就是看報紙、看電視、搧自己巴掌、碎碎念我睡不著，還有吃。這裡一天供應三餐（含早餐），午餐和晚餐還有附不好消化的牛奶布丁。我對碳水化合物隨時充滿渴望。有一次我難得離開房間去廚房沖茶，剛好看到別人吃剩的糖漿布丁，馬上解決了它。

每個人都拿我沒皮條。

我已記不得上次化妝或剪頭髮是什麼時候，常常同一套衣服連穿兩、三天。我覺得自己的外表已經開始引人側目（是我妄想嗎？我不確定）。

每十五分鐘來巡一次的職員總是先進門才敲門，而非先敲門再進門，而且出於安全顧慮，你不能鎖門。結果就是有一次我正在洗澡，一個「健康助理」就大刺刺地闖進來。我開始在走廊聽見竊笑和不友善的耳語。但也可能是我的妄想。

其實，我這些怪異的行為搞不好是戒斷苯類藥物太快所致。但當時的我沒有想到，別人也沒有想到。

2月19日
睡眠時數0小時0分

哈姆雷特有云：「若非惡夢相擾，我即使禁閉於果殼之中，仍可自認為無限宇宙之王。」這種心情我懂。我也一樣被關著、鎖著、困著。

但這個丹麥王子還說：「死，就是睡；睡，就可能做夢。」——臭小子運氣還不錯嘛！日子過得慘歸慘，起碼晚上能睡上一覺。

3月3日
睡眠時數0小時0分

精神科醫生在出院病歷摘要最後寫道：

「我們多次討論後續照顧事宜……米蘭達出院回家時的精神狀態已較先前為佳，比較令人擔心的是她看不出自己在妄想，還有她出院後會停藥。」

「因此在出院的同時，我們同意聘請私人精神健康教練家訪。」

3月10日
睡眠時數0小時0分

私人精神健康教練C來家訪，看得出來她是個一板一眼的好人。可是，她兩週左右一次的家訪對我幫助不大，唯一達成的只有徹底清理我的衣櫃。她拿出女性雜誌最近流行的「斷捨離」精神大扔特扔，連我兩千英鎊的結婚禮服都不能倖免。見我一臉驚愕，她只淡淡地說：「我們不需要這個了。」我把這套漂亮禮服傳給女兒的計畫瞬間破滅。

不過，我還是憑著一股衝動撲向那堆準備回收的衣服，搶回一件四百英鎊的芬威克皮夾克。在那股衝動裡，我隱隱約約覺得自己將來可能會再穿上這種東西。

這是康復的徵兆嗎？

C還帶我去購物中心走了一趟。我還正常的時候就已經恨透這種地方，所以你可以想見我今天的感覺，在更衣室裡看到背上滲出一片汗時尤其如此。

我的問題終究不是換幾件新衣服就能解決的。我擔心C的做法幫不了我，而且她的收費並不便宜。所以兩週以後，我們不再約了。

我知道我這樣的人並不好幫。每個試過的人都這樣告訴我。

3月25日

睡眠時數0小時0分

就算出院後曾經出現康復的火花，現在也已灰飛煙滅。我在康復中心被羞辱，到NHS精神病院被趕出來，去私人醫院花了我老爸好幾萬英鎊，還被餵了一堆原本是給長期精神病患吃的藥，現在居然連大好人安東尼都說我「水逆」（他只是想用親切一點的方式表達關心，但我這陣子毫無幽默感，只看得見表面意義）。

我以前算是人緣不錯的人。雖然不是每一個人都喜歡我（我在編輯的位子上時說話很直也很嚴），但大致來說，剛認識的人會對我露出笑容、和我搭話，或至少假裝擔待我的缺點。但我現在覺得人人對我退避三舍，從醫生到醫院的櫃臺人員都是如此，連朋友都不太來看我了（這很大部分是因為我不希望他們來，我狀況太糟，不想見人）。

事實上，我這些日子真正見到的，只有家人和精神醫療專業人員。「健康版米蘭達」通常不會自憐，但我現在已經不再是「米蘭達」了。

這讓我進一步去想：「米蘭達」應該是什麼樣子？人應該具備什麼才稱得上「人」？一個人的身分是建立在什麼之上？是工作？是朋友？是你在家裡的地位？是認得自己在鏡子裡的模樣並默默稱許？還是以上皆是？

我記得以前也曾短暫質疑過自己的身分。我和很多女人一樣，也覺得育嬰假是場硬仗，不但得每天關在家裡面對只會哭和吐的嬰兒（而且我的兩個孩子是在兩年之內先後報到），還失去工作上的樂趣和獨立。雖然我從沒被診斷為產後憂鬱症（我也不認為我有），但我那段時間的確常常感到沉悶、洩氣，最重要的是——疲累。前六個月，嗷嗷待哺的小惡魔很少一次睡超過一個鐘頭，而且總是睡沒多久就起來吵著要吃。吃完以後好不容易哄睡了，沒過多久又重來一次。

沒錯，我那時同樣睡眠不足，疲累不堪，而且不只一次被這種人稱「嬰兒」的東西整垮，想把他們像橄欖球一樣往窗外扔。可是，育嬰期的疲憊和失眠抗戰的折磨還是不一樣。在育嬰假那段時間，孩子睡著的時候，我也可以跟著睡一下。

睡眠當時就在旁邊等我，只要我能給它一個機會，它隨時樂意奉陪。反觀現在，雖然我多的是機會——整整二十四小時！——卻無法入睡。

何況，小朋友滿六週後，他們會開始對著我笑，驅散我那些失落、絕望的情緒。銷假上班和恢復人際交流後，我也很快找回了自己的身分。原本唯我獨尊的嬰兒漸漸長大，成為人見人愛的小朋友。

然而，現在這種情況似乎永遠不會結束。職場回不去了，比較沒那麼熟的朋友也都不見了。如果你看到我五年前的相片，可能認不出這是同一個人。這條隧道的盡頭看不到光。

我甚至空虛、破碎、絕望到不再有氣力想自殺。

4月25日

睡眠時數0小時0分

忘了什麼時候，我又去找了一個新的精神科醫生做「醫療回顧」（搞不好不只一個？隨便，反正我想不起來了）。我隱約記得那些抗精神病藥被換成別的藥，然後再全部停用。有人開給我唑匹可隆，但那種安眠藥對我沒用。後來又加上抗憂鬱藥米氮平。我的精神科壯遊仍在繼續。

一團混亂。我簡直是精神醫學實驗室的白老鼠。但你知道嗎，老娘不在乎了。我放棄，你們愛怎麼做就怎麼做。

你們開藥我就喝水吞下去，如此而已。

本人白天都在幹些什麼：盯著電視看，烤一大堆土司，嗑好幾包洋芋片。新發展是：如果樓下有瓶酒，我就喝了它。

我發胖的方式很怪：四肢還是很瘦，可是肚子整個鼓出來。有點像蜘蛛。

不知道是什麼原因，我變得很迷足球，用筆電反覆重看《今日賽事》（*Match of the Day*）。足球賽成了我的肥皂劇，我像迷妹一樣黏著talkSPORT聽最新八卦。而今年最重要的大事，莫過於荷西・穆里尼奧（José Mourinho）又一次和切爾西隊分手。

表妹好心送了我一台Kindle，我用它啃完茲拉班・伊布拉希莫維奇（Zlatan Ibrahimovic）的精采自傳——他超有個性！帥！看完以後，我以一貫的公正態度重讀一遍，然後再把我喜歡的部分又讀一遍（的確是本好書，但沒有好到那種地步）。

我的視力越來越差（所以表妹才送我Kindle，因為它比較不傷眼），差到我用一隻眼睛幾乎沒辦法看。這和我前陣子老是打自己的臉有關嗎？我的口頭禪本來只有

「我睡不不不著」，現在還加上「我看不不不見」。

有一、兩次我因為極度絕望而恐慌發作，喘不過氣。我打電話叫救護車，以為自己又得在急診室裡耗一整天。結果第一次我才進醫院——測完生命徵象，發現數值正常——馬上就從後門被推出來。第二次我叫了救護車，救護員坐在客廳為我做了檢查，確定血氧濃度沒問題後就走了，我連門都沒出。

本人晚上都在幹些什麼：讀茲拉班的自傳，聽talkSPORT，吃土司，巴望清晨不要到來。我開始在腦子裡寫史詩級長篇小說，曲折生動，盪氣回腸。主角說完再說他們的孩子，他們的孩子說完再說他們的孫子。編故事真的很有趣。雖然我一個字也沒寫，卻讓自己可以躲進想像的世界。

這種情況持續到今年結束，然後繼續持續到下一年。

我有很多事可以做，但就是沒辦法睡。

◎發病第六年

7月15日
睡眠時數0小時0分

好的，請暫時把我精神正不正常這種小事擺在一邊。現在真正大條的是我的視力問題，我的一隻眼睛幾乎看不見了。

我爸剛剛卸下多年的牙醫工作，有更多時間幫我。他在他家附近的一家私人眼科外科診所幫我掛了號。

那位醫生只看了我一下，就說情況緊急——我的視網膜剝離，不能拖，必須立刻動手術。另外，我還有白內障，之後也必須處理。

老天，我才四十八歲而已。

8月6日
睡眠時數2小時30分（全身麻醉算「睡」嗎？應該不算吧？）

準備全身麻醉的時候，我緊張得要死。我當然擔心我的視力，但我更怕的是麻醉不奏效，總覺得我的失眠連工業級的麻醉藥都打不倒。我還不夠慘嗎？難道要清醒地被手術刀劃開眼睛才算慘？這種經驗我真的不需要，謝謝。

還好，我根本是杞人憂天。電影裡的麻醉場景不是都會有人小聲倒數嗎？我是直接被放倒。恢復意識的時候，我先是感到從眼罩透過來的燦爛光芒，接著就大口吐在助理護士身上。「來幹這行還要被吐？」她喃喃抱怨。

我原本以為：麻醉既然能把我「強制登出」幾個鐘頭，應該也能多少發揮睡眠的效果，讓我恢復一點精神。

想得美。我甚至覺得比平常更不舒服。可是我撥開眼罩偷瞧，又見到了這個花花世界。

8月7日
睡眠時數0小時0分

大家商量好了：我先待在爸爸家養病。畢竟，我接下來還有一個（比較不具侵入性的）手術。我只帶了一天的行李。但有差嗎？反正我在家就是一套睡衣到處晃。

8月8－21日
睡眠時數0小時0分

奧運會。我從頭到尾全程觀賽，一秒不漏。從輕艇、跳水一路看到馬術，連頒獎儀式都沒錯過。

8月29日
睡眠時數0小時0分

無疑是整件事的低點。我現在唯一的一雙鞋，就是來我爸這裡時穿的那雙破爛雪靴。

老爸帶我去運動品量販店，挑了一雙滾粉紅邊的白色運動鞋給我，而且用的是**魔鬼氈束帶**。

9月7日
睡眠時數0小時0分

四星期過了，我還待在老爸這裡。[15]好消息是我的視力救回來了，只不過接下來的白內障手術會讓我永久遠視。下半輩子都得戴眼鏡了。

眼睛動手術當然不好玩，戴眼鏡也是，但可以看東西實在太好了。雖然此時我還沒辦法百分之百對此心懷感恩，但將來一定會的。

我和爸沒有明說，但我們都有我會在他這裡待上一陣子的默契。這樣做對大家都好：對我好，對我前夫好，最重要的是，對我的孩子也好。我當不稱職的媽媽已經太久了。

我和老爸決定由他保管我的藥，免得我意志不堅多吃。每晚六點，他會把藥放到一個上面印著「弗蘭伯勒」（Flamborough）的藍色蛋杯。這讓我愈發覺得自己像個小孩，要是人到中年回家靠爸還不夠像個小孩的話。

照護協調員專程開車來找我，正式把我從關懷名單上移除。她祝我過得好，甚至擁抱了我一下，但她在碎石子路上蹦蹦跳跳的雀躍腳步聲瞞不了我。

我現在沒有精神科醫生管了。也許這樣過一陣子也不壞。

9月28日
睡眠時數0小時0分

我已經在我爸這裡待了兩個月。我原本希望新的環境能讓我感覺舒服一點，甚至睡個一下子。

偏偏沒有。

我現在不打自己的臉了，因為眼科醫生對我下了最後通牒——再這樣下去一定會瞎。但除此之外，我什麼也沒變。我還是成天賴在床上，只不過換了另一張床。我爸有個櫥子堆滿蘇格蘭奶油酥餅，我三不五時就去造訪一下。

我的朋友都在一個小時車程之外，而且我忘了把手機帶來（是一支用預付卡的傻

15 原註：趁機講一下：老爸，謝了。我不喜歡隨隨便便用「名符其實」這個詞，但我想這樣講並無不妥：老爸，你那陣子讓我回家住，可能名符其實救了我一命。

瓜手機，後來莫名其妙就被扔了），所以就算我想找什麼人，也不曉得該怎麼聯絡。

隨便，反正我無所謂了。

10月5日
睡眠時數夯不啷噹總共四十七分鐘，睡眠監測器說的——抱歉，老娘不信。

老爸買了一支睡眠監測器給我，塑膠材質，黑色的，塊頭不小。我連續試了三晚，覺得這玩意兒非但對我睡眠無益，還天殺的不舒服。

隔天早上我察看紀錄，它說我這個時候睡了一下、那個時候也睡了一下，但那些時候我明明在樓下或是在洗澡。

第三晚，我把它脫了下來，往牆上扔。

◎**聊聊睡眠監測器**

從我失眠抗戰期的某個時候開始，全世界為睡眠監測器陷入瘋狂。

但很多專家對這類儀器深表懷疑。他們說這種東西對睡眠恐怕有害無益，太在意自己睡了多久、睡得多好，對我們其實一點好處也沒有。

這種現象甚至有個聽起來很炫、很有科學味道的名字：本格睡眠症（orthosomnia）。

這個詞首次出現在二〇一七年的《臨床睡眠醫學期刊》（*Journal of Clinical Sleep Medicine*），是一名美國神經科學家和她的同事取的，指「對完美睡眠的完美主義追求」。它模仿了過去二十年流行的行話「本格飲食症」（orthorexia），後者指過度執著於健康飲食。

對睡眠的執迷之所以蔚然成風，很大一部分與睡眠監測器大行其道有關。醫生們發現：有的病人會為監測結果患得患失，只要自己沒達到這些儀器定義的「良好」睡眠，就會失望、有壓力，甚至睡得更不好。此外像「睡眠債百分比」（sleep debt percentages）、「心率沉浸指數」（heart rate dips）等等新術語常令使用者感到困惑，他們也往往太過在意睡眠中斷圖，或是太喜歡與其他使用者比較。

蓋伊．萊施茨納教授（Guy Leschziner）是神經專科醫師，也是倫敦蓋伊醫院（Guy's Hospital）睡眠障礙中心主任，著有《夜行大腦》（*The Nocturnal Brain: Nightmares, Neuroscience and the Secret World of Sleep*）。

「大概從幾年前開始，我們的一些病人會帶著睡眠監測器來看診，用這些儀器報告自己昨晚睡了多久。」他說：「我們不太意外，因為在此之前已經有計步器和卡路里監測器，我們有注意到這些儀器的發展。」

萊施茨納認為那群美國研究者擔心得沒錯，追求完美的睡眠可能適得其反，造成問題。

「首先，睡眠監測器並不精確。」他說：「沒錯，它們是能根據你的動作監測你在床上躺了多久，有些更精密的還能告訴你你睡著多久。但它們無法測量你的睡眠品質、你在哪個時候處在哪個睡眠週期、你一晚醒來幾次等等。」

那麼，為什麼用睡眠監測器反而不好？「凡是會讓你注意到睡眠的東西，對睡眠都會產生反效果。」萊施茨納教授說：「所以我們常常邊看電視或邊看書就睡著了。因為這些時候，我們根本不會注意到睡眠。但你如果覺得自己睡眠品質不佳，監測器又證明你的確如此，你只會更為焦慮。這對你沒有幫助。」

最早研究本格睡眠症的學者也是這樣看的。他們發現病人會為了改善「睡眠數」而躺在床上更久，這可能讓他們的失眠問題更加嚴重。

到這裡為止，我們談的只是平常睡得還可以的人。像我這種已經長期失眠的人呢？睡覺時戴個塑膠「手錶」已經夠不舒服了，要是還因此證實自己最壞的臆測，或是因為數據不精確而扭曲判斷，會怎麼樣呢？

那麼，我們究竟該不該用睡眠監測器？「這一類儀器要是能帶來正面改變，像調整飲食、養成運動習慣等等，就不是壞事。」萊施茨納教授說：「可是睡眠監測器對改善睡眠無益，反而可能造成不小的問題。」

12月5日
睡眠時數0小時0分

我發現我爸的 iPad 和串流設備。

我轉而迷上電影，按照類型一部一部按圖索驥，全部看完：二戰電影、有出現麥可・法斯賓達（Michael Fassbender）和雷恩・葛斯林（Ryan Gosling）的電影、漫威英雄電影，還有披頭四的每一部紀錄片。其中很多要付費觀看，我豪氣地結帳，刷的都是我老爸的卡。

他當然一直嘮叨要我省著點花。但我想他搞不好暗自為我高興，因為我總算對自己之外的事有點興趣了。也許這是好事。除此之外，我還是吃個不停，藥也繼續吃。就這樣。

搬回家以後我一直沒看精神科醫生，只是一直用連續處方箋買藥。聖誕節前，我們決定還是掛個號請醫生看看比較好。

這一等就等了六個星期左右，然後我發現自己又掉進同一套劇本，只是診間和醫生不一樣而已。

◎發病第七年

1月23日

睡眠時數0小時0分

我去看D醫生，照例叨叨絮絮了一遍我的悲慘故事。他寫了封信給我的全科醫生。

這封信有三點令我讚賞：

一、有提到我依賴苯二氮平類藥物，也明確說明我從來沒有酒精或毒品成癮的問題——不論是對苯類藥物產生依賴之前或之後，從來沒有。

二、有寫到我「發病前」的情況：我的教育程度「高於平均」，我事業有成，人際關係也很好。我是個活生生的人，不只是各種標籤、診斷和藥物的集合體。

三、醫生的結論是：我現在沒有、以前也從來沒有人格疾患，但飽受憂鬱症一再復發之苦。

這封信有兩點令我搖頭：

一、這段：「米蘭達說她已經幾年沒睡。這顯然難以置信，但不幸的是，米蘭達目前的感覺就是如此。考慮到這個部分，我又仔細檢查了一次她的用藥。」

二、檢查後，醫生建議：減低米氮平（我吃的劑量顯然一直過高），重新開始吃曲唑酮和普瑞巴林。普瑞巴林是一種抗癲癇藥，拿來抗焦慮是「仿單標示外使用」。

醫生說普瑞巴林不會有副作用或戒斷症狀，他也要我繼續吃唑匹可隆（一種到目前為止對我沒用的安眠藥）。好吧，那就繼續吃。堅持要停似乎有點不給他面子。不過，D醫生也建議我吃鋰鹽「穩定情緒」（鋰鹽是治療雙極性疾患的舊型用藥）。他說它或許能讓我的抗憂鬱藥發揮更好的效果。

他本來想模糊帶過的是：鋰鹽可能造成顫抖或腎功能問題。雖然他刻意避重就輕，但我不斷追問為什麼吃鋰鹽的病人需要定期抽血檢查，他一直沒有好好回答。

我覺得還是別吃為妙，客客氣氣地加以婉拒。

幾年後我和薩米·提米密醫生提到這件事，他說：「謝天謝地你沒吃鋰鹽。鋰鹽有毒。」

2月3日
睡眠時數0小時0分

我的生活只剩Netflix、藥物和餅乾櫃。

也就是沒怎麼變的意思。我還是沒辦法睡，也還是無法與人交談。雖然我沒有再做一些瘋瘋癲癲的事（例如搧自己巴掌），但現在的我說話結巴，而且講來講去都是同樣的話，每天只會嘮叨「我睡不著」。我還是恐懼外出、害怕交際，基本上是個對人類毫無用處的渣。

但另一方面，我越來越敢下樓闖蕩，有時候甚至清早六點就去院子裡曬太陽。

曬完太陽後，我一整天都做些什麼呢？

追劇！

是的，追劇，我黏著Amazon Video和Netflix不放。每次登入我都覺得像是進了阿拉丁的寶庫，精采的電視影集一「季」接著一「季」，彷彿可以一直看到**天荒地老**。

我看了：

《廣告狂人》（*Mad Men*）（六〇年代的廣告界、祕書和豪華派對！怎麼可能不好看！）

《絕命毒師》（*Breaking Bad*）（我兩週內追完全劇——一般人是辦不到的，哼哼）；《冷戰諜夢》（*The Americans*）（超好看！評價應該更高一點才對）；《高牆邊的混亂》（*Fauda*）、《針織》（*Srugim*），還有和《謝迪瑟之家》（*Shtisel*）（我超喜歡這幾部以色列影集，尤其是《謝迪瑟之家》裡所有吃飯和抽菸的場景）；《小鎮疑雲》（*Broadchurch*）和《夜班經理》（*The Night Manager*）（後者讓我到處狂搜湯姆・希德斯頓〔Tom Hiddleston〕的一切，尤其是有他俏臀的那些）。

這些事讓我忙碌了一陣子。

6月15日
睡眠時數0小時0分

D醫生轉到私人醫院了，據說是因為他受夠了NHS的改革計畫（我猜和他的待遇也有點關係）。所以我現在在F醫生的診間。

F醫生懂得聆聽也懂得說服，給人的感覺很不錯。他也勸我用鋰鹽。照病歷紀錄來看，我當時似乎同意了——隨便，反正我一出診間就改變了主意。

◎發病第八年

3月1日
睡眠時數0小時0分

我的新醫生請心理輔導員G這段時間每週來家訪。G是個腦袋開通又可愛的人，但我們一開始不太對盤。

聽完我的故事之後，她冒出的第一句話是：「那麼，也許你應該接受自己再也睡不著，好好過自己的人生。」

聽到我說我八年沒睡、而且沒人相信我，她說：「那麼，你相信你自己嗎？」

所以，我一開始不太喜歡她。

6月6日

睡眠時數0小時0分

又來看F醫生。他寫道：「米蘭達沒有緩和跡象，她持續出現廣泛性焦慮感，每天都是。」

他也說：「目前沒有精神症狀的證據。」可是，他繼續開七．五毫克奧氮平給我——這明明是抗精神病藥！莫名其妙！

我也透過IAPT進入「談話」治療的等候名單。IAPT的全名是「心理治療普及化計畫」(Improving Access to Psychological Therapies)，是NHS的新措施，目的是協助患者拿掉藥物。雖然我還沒開始嘗試，但能不吃藥一定是好事。

6月7日

睡眠時數0小時0分

我怎麼又開始吃奧氮平了呢？

這樣說吧，我顯然還是不太對勁。而且我又一次拒絕鋰鹽的時候，F醫生看起來有點不爽。他說我的情況沒有太多選擇，這樣下去精神科幫不了我。

我當然不想被醫生掃地出門，但我也不想變成腎臟壞掉又抖個不停的可憐蟲。為了顧全大局，我只好選擇會讓自己變胖的藥。

6月29日

睡眠時數0小時0分

我一邊思考奧氮平為什麼會讓人變胖，一邊撕開一包夾心餅乾，掏出兩片就衝回樓上。

太好吃了，我忍不住又吃了幾片。「靠，管他去死。」我自言自語：「都打開了，乾脆整包吃掉。」

我瘋狂渴望碳水化合物，而且似乎永遠吃不夠。穀物棒、烤薯片、米布丁——全都來吧！我告訴自己凌晨三點吃土司「沒關係」，堅決不站上體重計。

7月15日
睡眠時數0小時0分

我還是一塌糊塗，但心輔員G逼我活動活動。

我一點也不想動，只想賴在床上追另一季的《異鄉人：古戰場傳奇》（*Outlander*）。沒想到我爸居然和G聯手欺負我，說什麼動一動「對我有益」。我只好心不甘情不願地配合他們。

G邀我繞街區散步，說是邊走邊聊，但我其實是邊走邊喘，上氣不接下氣。我的體力實在太差，繞一圈得停下來休息好幾次。

可是……我和她真的聊起來了。

我說起以前在新聞界的苦與樂：看到昨晚七點還在改的稿子今晨五點見報，感覺多麼興奮；當雜誌主編的時候，為封面「面試」嬰兒多麼有趣。

這些回憶帶給我的苦多於樂，因為我清楚知道那部分的人生已經完了。

我想起康復中心的輔導員講過：對酒精和藥物的「嗨時回憶」不是什麼好東西。

也許，我的嗨時回憶就是回想還在新聞界時的往事。

「別留戀那些事，」G說：「你現在得為自己開拓新的人生。交幾個新朋友，或者……去打個工看看？」

可是，我喜歡以前的工作，我喜歡以前的朋友。**我愛我以前的人生。**

8月8日

睡眠時數0小時0分

G老是喜歡把我拖去附近的咖啡店，但我恨透了這種冒險。我堅持要坐在沒人看得見的角落——我知道自己看起來是什麼德性。

G問我想喝什麼。我一臉茫然，說：「呃……以前的我喜歡喝格雷伯爵茶。」

G一臉認真看著我說：「不，你就是愛喝格雷伯爵茶。很好！我們得找回那部分的你！」

雖然點飲料不是什麼大事，但她可能真的說到重點了。重新當記者的計畫也許太大，但我還是可以像當上媽媽之後那樣，重新找回自己。也許我該開始踏出小小的步伐，從格雷伯爵茶開始。

G幫我點飲料的時候，我直奔角落陰暗的位子。雖然我整體說來還是愁雲慘霧，但我喜歡這杯茶。也許我們找到了施力點。

以前的那個我還喜歡什麼呢？還有什麼可以傳給新的我？

8月31日
睡眠時數0小時0分

上星期來了封信，通知我排到心理治療了，這星期可以開始六週的NHS課程。各位知道，我和「小組」活動本來就八字不合，康復中心的經驗又讓我更加痛恨「小組」。另一方面，我實在太在意自己看起來多糟，**真的**不想去。可是我又不忍心辜負G和F醫生的好意，只好硬著頭皮答應。誰知道呢？搞不好那裡真的有答案。

那門課名叫「焦慮的CBT（認知行為治療）練習」。雖然我堅決否認自己「發病前」有焦慮問題——現在當然也沒有！——但這門課顯然讓我焦慮。

我知道我很胖。我也看得出來自己的髮質和膚質糟透了。問題是：心理健康的人才不會為了這種事足不出戶。我好不容易對朋友吐露煩惱，結果他們要我「別那麼愛面子」。

總之，今天就是小組課程。我把筆電和紙筆放進包包，強迫自己敞開心胸，出門去上第一堂焦慮課。

來參加的真的什麼人都有，心理健康光譜上從輕到重的全到齊了。有的人看起來明顯不太對勁，但那幾個下午請假過來的人似乎沒什麼問題，至少我看不出來。

主持人發下一張又一張講義，列出焦慮的成因，也簡單說明CBT背後的理論。教室裡有白板和幾支彩色麥克筆。主持人在白板上寫下「恐懼」，問我們會想到什麼同義詞。

於是，我們花了一個小時討論「恐懼」的意義。

然後就超過時間了。

9月7日
睡眠時數0小時0分

焦慮的CBT練習第二堂。我們坐成一圈，輪流說自己近來如何。

一名中年男子開始講他的木工、他正在建造的船，還有他某個車床工人的表現。他講了又講、講了又講，一口氣講了二十分鐘。他顯然和這門課不對盤。事實上，他說話有時很衝，讓氣氛有點尷尬。

我看向窗外，心思飄向唐納・左普（Donald Draper）〔16〕。

我覺得上這門課根本浪費時間，還惹得我一肚子不痛快。我決定走人。

9月10日
睡眠時數0小時0分

可是我還是睡不著。

我腦子裡某處殘破的神經元迸出一個念頭：我到現在失眠快十年了，一定有比吃藥或NHS談話治療入門課更有效的辦法吧？

從我開始尋求治療之後，這方面應該也有了一些進展才對。

上星期我拜託老爸幫我找別的辦法。他打聽到一個風評不錯的私人全科醫生，聽說對病人很親切。今晚，我得到了答案。

那個醫生告訴我：九十分鐘車程內就有一家NHS「睡眠診所」。我既興奮又激動——我在網路上明明搜尋過無數次，它怎麼從來沒出現過呢？醫生答應幫我寫轉介信給那間診所。我去他們的網頁看：「我們提供診斷型檢驗和治療，為全英國各種睡眠障礙的朋友服務。」好兆頭！

10月17日
睡眠時數0小時0分

看完那個私人全科醫生五週後，我走進那間睡眠診所。候診室裡全是一些大塊頭，而且每個人都拖著一個有輪子的玩意兒。我馬上得知那種機器叫「CPAP」[17]，可以透過面罩打進空氣，是給睡眠呼吸中止症的人用的。

他們給我做了幾項檢查（量血壓、算身體質量指數等等），接著就是醫生問診。醫生談吐優雅，態度和善，最重要的是：他是第一個相信我八年沒睡的醫學專業人士。我真想跳起來擁抱他。

醫生要我住院一晚接受檢查，查清楚我到底睡了多久（如果真的有睡的話），之後再根據結果看看該怎麼處理。我終於感到樂觀。

16 譯註：《廣告狂人》的主角。
17 譯註：持續正壓呼吸器（continuous positive airway pressure）。

◎剖析睡眠

睡眠牽涉到大腦的幾個區域：

- 下視丘（hypothalamus）：下視丘狀似花生，位於腦部深處，包含好幾組能控制睡和醒的神經細胞。下視丘裡是視交叉上核（SCN，suprachiasmatic nucleus）——一塊由千萬個細胞組成的神經叢。這些細胞直接從眼睛接收光照資訊，也控制你的晝夜節律。即使是盲人，仍然保有對光的某種感知能力，能調節醒與睡週期。
- 腦幹：腦幹負責與下視丘傳遞資訊，控制醒和睡的轉換。下視丘和腦幹裡促進睡眠的細胞會製造一種叫GABA的化學物質，這種物質會降低下視丘和腦幹的警醒程度。腦幹在REM睡眠（見下一頁）時也扮演特殊角色：釋放信號讓肌肉放鬆。這對身體姿勢和四肢運動都很重要，讓你做惡夢時不會拔腿狂奔。
- 視丘（thalamus）：視丘傳遞資訊給大腦皮質（大腦皮質是大腦的外層，負責解釋和處理來自短期記憶和長期記憶的資訊）。視丘在大多數睡眠階段是平靜的，讓你能關閉外界刺激。但它在REM睡眠時是活躍的，將畫面、聲音和其他感覺送到大腦皮質，讓你做夢。

- 松果體：松果體從SCN接收訊號，並增加褪黑激素分泌（褪黑激素是入夜後讓你想睡的物質，見第四五頁）。褪黑激素會隨著時間而增減，科學家相信，這對身體隨外界明暗週期而調節晝夜節律十分重要。
- 前腦基底核（basal forebrain）：位於大腦前端底部，與入睡和清醒也有關係。中腦有一部分的功能類似清醒系統。化學物質酸腺苷（adenosine）的釋放能促進你的「睡眠驅力」；咖啡因則會阻礙酸腺苷發揮作用。
- 杏仁核（amygdala）：杏仁狀，與處理情緒有關，在REM睡眠時會逐漸活躍。

◎睡眠的階段

睡眠基本上分兩種：快速動眼（REM，rapid eye movement）睡眠和非REM睡眠，後者又分成三個階段。人在夜裡會經歷REM睡眠和非REM睡眠的每個階段，並循環數次。越接近早上，REM睡眠就越長也越深。

- **非REM睡眠第一階段**：由醒入睡。這個階段很短（只有幾分鐘），睡眠也相對較淺。你的心跳、呼吸和眼球運動漸漸變慢，肌肉放鬆下來（偶爾抽動），腦波也開始從白天的清醒模式放慢。

- **非REM睡眠第二階段**：淺睡期。心跳和呼吸變得更慢，肌肉更為放鬆，體溫下降，眼球運動停止。腦波活動變慢，但間或爆發短暫的腦電活動。你每晚待在第二階段的時間比其他階段更多。
- **非REM睡眠第三階段**：熟睡期。你必須經過這個睡眠階段，隔天早上醒來才會恢復精神。這個階段出現在前半夜，時間較長。你的心跳和呼吸降到最低，肌肉也持續放鬆，可能不容易叫醒。腦波比上個階段更慢。

REM睡眠：首次出現於入睡後大約九十分鐘。雖然眼睛還閉著，但眼球會快速地左右移動。呼吸變得較快也較亂，心率和血壓幾乎上升到清醒時的程度。四肢的肌肉會暫時麻痺，免得你把夢裡的動作「假戲真做」。人多半是在REM睡眠時做夢（見第三一五頁），但有時也會在非REM睡眠時做夢。年紀越大，REM睡眠越短。

你需要這兩種睡眠來消化白天的經驗，好將它們存進你的「記憶庫」。

◎簡介睡眠呼吸中止症與猝睡症

雖然這本書處理的主要是失眠，但我想在這裡談談兩個與睡眠有關的嚴重問題，因為我去的診所也有治療這兩種病人。

阻塞型睡眠呼吸中止症（OSA，Obstructive sleep apnoea）：ＯＳＡ是相對常見的病症，病人的呼吸道在正常呼吸時過於鬆弛或狹窄，導致睡眠被反覆中斷及打鼾。ＯＳＡ可能嚴重影響生活品質，增加特定病症（如心臟問題）的風險。

猝睡症：猝睡症是一種長期睡眠障礙，特徵是白天極度嗜睡和突然睡眠「發作」。不論處在什麼情境，猝睡症的人常常覺得很難長時間保持清醒。猝睡症往往對日常生活造成嚴重干擾。

11月5至6日

睡眠時數0小時0分（我說的）
335分（睡眠檢查說的）

蛤？

我傍晚六點抵達診所，準備接受檢查。護理師把我帶到一個小房間，裡面有床和洗手台，牆上還有一塊看起來挺有意思的電子儀表版。看到有監視攝影機對著床鋪，我一開始有點嚇到（還好它晚上十點才開，那時我已換好睡衣了）。後來想到我本來就是來給人觀察的，就也接受了它的存在。

護理師先拿棉花棒檢查我有沒有MRSA〔18〕，再帶我到某個像等候室的地方。那裡已經坐滿病人，一個個都已換上睡衣，頗有一種嘉年華的歡樂氣氛。我和猝睡症患者、夢遊者和睡眠呼吸中止症患者打過一輪招呼，發現我似乎是唯一一個來這裡治失眠的。

一個滿愛講話的技師帶來一台很奇特的裝置，用某種像口香糖的黏膠把電極黏上我頭髮，讓我和那台裝置連在一起。怎麼說呢？有點像你頂著一隻八爪章魚走路。檢查過程簡單來說是這樣：等我安頓好以後，他們會把這台高科技產物連上我房間裡的儀表版，整晚測我的腦波，看看我的睡眠時間和品質究竟如何。我和我的八爪章魚回到房間，他們建議我安眠藥就吃平常的量。

接下來這件事雖然丟臉，但我不得不說：我作弊。這樣做真的很蠢，可是我就是做了——我把床頭櫃上的唑匹可隆吃了兩天份。護理師前腳才出房門，我就忙不迭地把藥吞下肚。

我知道自己是來當睡眠研究受試者的，也知道這樣做對我沒好處，可是兩倍的藥對我來說也是機會，搞不好我真的可以因此稍睡一下（我的藥現在鎖在櫃子，鑰匙在家裡）。我在心裡振振有詞地辯解，像餓壞的人忙著解釋自己為什麼吃了兩塊餅，而不是一塊。

事態緊急，情非得已，無罪開釋。

護理師回來時沒發現我的勾當。她要我先去上個廁所，因為「連結」之後行動不便，在明早八點之前，如果我想上廁所，就得先叫夜班的人幫我解開這個東西。我心

18 譯註：抗二甲苯青黴素金黃色葡萄球菌（methicillin-resistant Staphylococcus aureus），一種對多數抗生素都有抗藥性的超級細菌。

頭一震——很多人（尤其是女性？）一定同意我的看法：沒有任何東西比限制尿尿時間更讓人隨時想尿尿呀！我上了兩次廁所，認命接受最後一件道具：鼻夾，用來測量呼吸。

十點熄燈，我準備迎接漫漫長夜，試著無視監視攝影機對著我一閃一閃的紅光。我頭上那玩意兒沉甸甸的，鼻夾更是讓人不舒服，而且我整晚都想上廁所。

多吃的那顆藥一點用也沒有。

幾個小時後，我看見微微的光從薄薄的窗簾透出來。八點左右，他們幫我解開八爪章魚。我簡單沖了個澡，想洗掉黏在頭髮上的那些像口香糖的黏膠。接著我到樓下的「餐廳」（其實是會議室），吃麥片和柳橙汁當早餐。

最後，醫生拿著我的腦波圖進來了。睡眠多項生理檢查說呢：我，到清晨四點三七分為止，其實足足睡了三百三十五分鐘（超過五個鐘頭！），而且大部分時間的睡眠品質是「良好」。**三百三十五分鐘！**?用「驚愕」來形容我的反應都算輕描淡寫了。

我的臉上一定寫滿「你唬我吧？」只聽見醫生用充滿同情的語氣重複那些幹話，什麼「長期失眠真的很辛苦」、「這種問題的確不好對付」等等的。我老實交代我其實多吃了一顆藥，但醫生認為沒差，說它對我的睡眠長短不會有影響。

接著，他開始衛教，聊了一些（對我來說）很基本的「睡眠衛生」習慣（例如：中午過後不要喝咖啡；臥室維持適當溫度；睡前不要玩iPad）。作為一個還算聰明、原本美好的十年人生都毀在嚴重失眠的人，我真心希望他能告訴我一些更深的東西。

我萬念俱灰地離開診所，為還是沒有找到解決辦法喪氣，也為頭髮上那一坨一坨的黏膠喪氣——我花了好幾天才總算洗掉。

12月14日
睡眠時數0小時0分

睡眠醫生的信終於寄到。他說我有「顯著的睡眠狀態錯覺（SSM，sleep state misperception）」，也解釋這種錯覺「好發於曾有嚴重失眠病史的患者」。我一片茫然，但覺得自己總不能質疑科學。更重要的是我心煩意亂，疲倦得要死，幾乎無所謂了。

也許心輔員的建議是唯一可行之道。

就接受你永遠不可能睡吧，米蘭達，過下去就是了。

PART 3

雨過天晴
Poening the Curtains

◎發病第八年

12月15日
睡眠時數0小時0分

如果我無法入睡是鐵一般的「事實」，那些機器為什麼說我有睡？是我騙人？說謊？還是像那個私人精神科醫生說的一樣，根本在妄想？我是不是該把這封信扔到馬桶沖掉，求他們多開點奧氮平給我，然後去那間NHS精神病院住上一季，把法蘭克．辛納屈那本傳記的前半部寫出來？

我不知道。所以我打開Netflix看一部以色列間諜的電影。

發病第十年：來自未來的補充說明

謝天謝地，我沒有選擇永久放棄方案。

但回過頭看，我有幾個問題想問睡眠診所。

檢查結果說我睡了三百三十五分鐘。但「事實」（或「科學」）是誰說了算？客觀而言（從外部切入），多項睡眠生理檢查說我睡了超過五個小時；主觀來說（從我的經驗出發），我一整夜都醒著。

哪種判斷更有意義？主觀的？還是客觀的？

誰能決定睡眠的「定義」是什麼？

大哲學家約翰．洛克（John Locke）作古已久，薛丁格教授（Schrödinger）和他的貓也早已不在人世。可是，有些問題我真的想知道答案。

睡眠醫生……給問嗎？

我又讀了一次他寄來的信，還是覺得沒有解惑。所以我決定打電話去診所找他。

他親切依舊，也願意和我討論。問起他為我下的診斷時，他還是很有談興，沒有像我原本擔心的那樣避而不談。「這張圖表是把你的腦波圖像化，靠的是科技分析，」他說：「所以，你的睡眠可能比你認為的更多。」

我正心裡一沉，他又說：「但也可能不是。畢竟，這只是我們能『觀察』到的睡眠。睡眠研究是很新的領域，失眠有點神祕，我們只能盡量想辦法研究。老實說，猝睡症和睡眠呼吸中止症的問題還比較好處理。」

◎矛盾性失眠，又稱睡眠狀態錯覺

專家們說，「睡眠狀態錯覺」（以下簡稱ＳＳＭ）指的是一個人錯把睡眠當清醒。還有一個詞叫「正ＳＳＭ」（positive SSM），指一個人高估自己睡著的時間。被問到前一天的睡眠情況時，有ＳＳＭ的人多半會說自己完全沒睡或只睡一點點，但臨床紀錄往往顯示他們的睡眠模式是正常的。有文獻說：「長久以來，雖然我們一直認為有SSM的人和沒有SSM的人睡眠模式是一樣的，但初步研究顯示兩者之間可能有細微差異。」

我再次請教蓋伊醫院睡眠障礙中心主任蓋伊．萊施茨納教授：

米蘭達：請問蓋伊教授，您認為哪個比較重要？是客觀的檢查「結果」，還是一個人主觀認為自己睡了多久？

萊施茨納教授：從SSM的相關辯論就能看出：人對自身睡眠的判斷多麼不可信。那麼，哪個更重要呢？我覺得可以確定的是：如果你認為自己沒睡，另一個人卻說你睡了六個鐘頭，你的感覺完全不會因此變得比較好。

米蘭達：那麼，為什麼我明明確定自己沒睡，那些儀器卻說我有睡？

萊施茨納教授：可能的解釋有兩種：

第一種：我們夜裡都會短暫清醒，有時甚至只醒來幾秒。依你當時的心理狀態，你可能以為這些個別的清醒時刻是連續的，所以相信自己從頭到尾醒著。

第二種：我覺得這種比較合理。你在診所時黏著四片電極測腦波，雖然儀器能告訴醫生發生了什麼，但它只能講個大概，因為它觀察的是很表層的東西，不是整個大腦，而大腦不是全部一致的。人即使是在清醒狀態，大腦的某些小區域還是時睡時醒。

所以，對於你的大腦活動，睡眠研究能提供的資訊其實十分有限。也許你的大腦的某些區域是清醒的，整個晚上都知道外界發生了什麼事。

目前的科學還無法了解大腦更深層的結構，我們現在就像戴著潛水鏡和呼吸管去探索全世界的海床。你只能看見水下一公尺深的地方，就這麼淺。

即使兩個人的腦波圖一模一樣，也可能一個說「我睡得很好」，另一個說「我一點也沒睡」。

米蘭達：這樣說來，我搞不好真的好幾年沒睡？

萊施茨納教授：你一定有睡。如果沒有的話，你已經死了。在我看來，你的大腦可能同時有些區域睡著、有些區域清醒。

米蘭達：如果儀器不能定義睡眠，那睡眠到底是什麼？

萊施茨納教授：睡眠是多種因素的結果，由生理、神經、心理和環境共同造成。背後的生物過程非常複雜。

我自己不太喜歡「矛盾性失眠」這種診斷，因為它像是在暗示病人瘋了。病人對你說他們失眠嚴重，你卻告訴他們「你顯然錯了」，這有什麼意義呢？一點忙也沒幫到。

米蘭達：所以才說睡眠有點神祕，對吧？

12月17日
睡眠零零碎碎，這裡幾分鐘，那裡一小時

有一件有點奇怪、但不算討厭的事正在發生。

我開始想不起來某些夜裡的某些時刻做了什麼。過去八年，我一直可以很明確地告訴你我什麼時候在做什麼，例如我每天凌晨都在聽廣播。

但我漸漸開始出現奇怪的時間跳躍。舉例來說：我前一刻看時鐘還是兩點四十五

分，下一刻它就變成四點零六分；本來每天早上六點半左右，我都會因為聽見送報車的聲音而心情鬱悶，但最近有一、兩次根本沒聽見它到了。

我不曉得為什麼會這樣，而且我應該要驚訝才對。問題是我一點都不覺得更不混亂或更不疲累。

我還是覺得痛苦不堪，留意這些雞毛蒜皮的小事似乎沒什麼意義。但我一定是睡著了。一定是。

是吧？

12月18日
睡眠時數2小時3分

我迷上BBC的益智節目《冷知識大考驗》（*Pointless*）。我近乎虔誠地每集收看，漸漸變成鐵粉。星期六的名人挑戰賽甚至會讓我興奮得發抖。

每到傍晚五點十五分，我一定準時下樓，給自己倒上一杯酒（我才不管什麼藥物交互作用問題咧——再糟糕還能怎樣？昏昏欲睡嗎？），看主持人桑德和理察輕鬆詼諧地鬥嘴鼓。

我的反應很慢，可是竟然也能答對幾題——如果題目和文學或歷史有關，答對率更高。我學到「鈇」和「鑀」這種週期表上才有的冷僻字，也在一次地理競賽中學到有吉布地（Djibouti）這個國家。詞彙競賽呢？呵呵，我當然是箇中翹楚。

雖然我不想承認，但我隱約感到心裡某處傳來喜悅的悸動。

12月19日
睡眠時數2小時12分

去F醫生那兒回診。

每次回診的問答都差不多，像是例行公事。看完之後，我偷偷瞄了一下他寫給全科醫生的信（其實我有拿到副本）。

「米蘭達似乎有正向一點點，情緒方面則明顯提升。」他說：「她還是有憂鬱症症狀（情緒低落，無精打采，意氣消沉），也同樣有提到睡眠不佳（每晚睡不到兩、三個鐘頭，白天深感疲倦），但她的注意力已較為集中。她最近會看電視益智節目，而且能答對部分問題。」

「因為體重增加的關係，米蘭達缺乏和朋友聯繫的自信。她胃口不錯，但恐怕她並不希望自己胃口這麼好，她認為這與奧氮平有關。我同樣認為她體重增加可能是奧氮平所致。」

「我已請米蘭達留意她活動量過低，也告訴她這絕對與體重問題脫不了關係。她有聽進去。」

我同意F醫生對體重問題的看法，但不太能理解他流露的樂觀態度。沒錯，在答對《倒數搶答》（*Countdown*）或《冷知識大考驗》的題目時，我的確迸出那麼幾毫微秒的喜悅，但除此之外，我一點也沒有變好的感覺。

◎發病第九年

1月5日
睡眠時數2小時47分

家裡幾個人過來，爸說有部電影很紅，我們應該會喜歡，放了《大娛樂家》（*The Greatest Showman*）給大家看。

幾分鐘後，我冒出某種……感覺。不是正面的感覺——這部電影是我看過最濫情、最灑狗血、最政治正確、最正向樂觀到令人想吐的白爛片。

那種「感覺」其實是想法，我近九年來首次出現的想法之一。

以前那個喜歡塔倫提諾（Tarantino）電影和Chloé女鞋的小報記者米蘭達一定恨死它。事實上，現在這個老了十年、重了幾十磅、似乎正在找回自己的米蘭達也恨死它。

不是那種驚天地、泣鬼神、值得寫成《大娛樂家》裡一場歌舞戲的時刻。但感覺實在不壞。

1月27日
睡眠時數3小時17分

天啊，我好胖。

我去打流感疫苗，護理師要我自己秤一下體重。我緊張地睜開一隻眼睛瞄數字，不看還好，看了幾乎是反射性地閉上眼睛，嚇得差點從體重計上摔下來。

房間裡有隻大象，那隻大象就是我。我這五個月胖了近十三公斤。

1月28日
睡眠時數3小時30分

我的「睡眠時數」緩步成長。不是指數型成長，而是時進時退那種。有時今天三小時半，明天兩小時四十五分，隔幾天又反過來，但整體來說逐漸增加。這種變化帶給我的喜悅幾乎無法言喻。

我開始看見周遭的事物。雖然它們多半令我開心、令我欣喜，但一覺醒來發現自己是個胖子，心情不可能美麗。我現在連跨出浴缸都得先翻身趴倒，四肢朝下使力，穿鞋時身體也扭曲得像軟骨功表演。

這已超出我能忍受的範圍。雖然我過去五十年從來不是吃不胖的人，但胖成這樣簡直是恥辱。而且體重和睡覺不一樣，睡覺來無影去無蹤，咻地一下就躲了我好幾年，想捉也無從捉起，體重起碼還可以試著控制看看。

所以，我在失眠期尾聲的第一個目標是減肥。

我研究了一下奧氮平，它的戒斷反應似乎不像苯二氮平類藥物那麼猛，於是我決定自主減量，反正感覺不對就趕緊踩煞車。我也立志要健康飲食，別再當個連話都講不好的廢柴。我扔掉微波食物，告別蘇格蘭奶油酥餅，買新鮮營養的食材自己煮。

我還發誓要開始運動。我穿上那雙醜不啦嘰的魔鬼氈運動鞋，出門散步。走到半路才發現：**我居然主動出門了**。這是一大成就。

但我也只能高興到這裡——我光走一圈就得停下來休息、喘氣三次。遜到爆炸。

2月15日

睡眠時數4小時2分

四小時成就達成！

我爸有一台吱吱嘎嘎的老跑步機。我把那玩意兒的設定調到最低，小心翼翼站了上去。確定我加它不會把地板壓垮後，我試著走快一點點。

那個房間有電視，所以我找了幾齣想追的喜劇。《痞客二人組》（*Flight of the Conchords*）和《中間人》（*Inbetweeners*）尤其對我胃口，而且它們每集都是二十分鐘，剛好可以邊看邊運動，看一集走一輪。

走的時候，我心裡冒出某種奇怪的感覺——我真心相信那是笑。每天能睡幾個鐘頭以後，我的幽默感似乎醒過來了，它伸伸懶腰、打打哈欠，蓄勢待發。

每天運動四十分鐘（我設法走兩輪）、吃得健康，加上迅速減少奧氮平（沒有出現明顯戒斷反應），我的體重幾乎馬上開始下降。

2月27日

睡眠時數4小時12分

我的日子現在受四小時法則主宰。

四小時法則是失眠版的五秒法則（五秒法則是某些人的「衛生」習慣：如果食物或餐具掉到地上，只要能在五秒內撿起來，就可以當作沒有弄髒）。我是在二〇〇〇年代初期發現四小時法則的。我的兩個孩子在那段時間先後報到，前後只差一年八個月。他們簡直是夜行動物，兩個人像是說好了似地，每隔四十五分鐘就輪流吵我。

失眠將近九年後，我深切體會到四小時是我能否正常度日的門檻：大致上說，只要能睡四小時以上，我的表現就還算正常；但如果少於四小時，我就會開始出紕漏。

這條規則不是什麼鐵律。有時候我睡了四個小時左右，卻還是會出一點狀況，然後又恢復正常。

我的一天大概是這樣：

我的作息比大多數英國人早一點：晚上十點半左右上床，凌晨兩點到四點之間清醒。我的「醒」是像開燈那樣突然醒過來，一點也沒有慵懶放鬆的昏沉感，更不可能按掉鬧鐘倒頭再睡。我的大腦沒辦法賴床。所以，我必須找點事情把時間填滿。

睡眠改善以後，我的社交生活也跟著恢復。我的一些老朋友現在分散各地，搬到紐約、洛杉磯和澳洲的都有，所以我們開始互傳訊息。倫敦凌晨三點半是紐約晚上十點半，時間很合適。我重新開始用社群媒體。在我的生活四分五裂之前，它們才剛剛問世而已。

我在社群媒體的政治討論串裡「遇」到了一位美國作家，人很不錯，我們常聊。

雖然我還是賴在床上，但透過筆電，我認識了一些很出色的人，有作家、教授、醫生、律師等等，他們推薦給我很棒的書、音樂和電視節目。不論什麼時候醒來，推特上都人聲鼎沸，這為我帶來某種安全感。

到了差不多清晨四點半，我起床下樓，在一片寂靜的屋子裡悠閒地喝一杯茶。我也會（小聲地）放點音樂，蕭邦是我最近的最愛。

我開始覺得準備好再次使用大腦了——可是，該怎麼用啊？過了這麼多年，我鐵定不能再當記者了。新聞業變化很快，你的成就就像踩在沙上的腳印，一下子就會被優秀的後輩沖得不見痕跡。我開始想我可以再學些什麼。

然後，我東摸摸西摸摸混一整天。運動能讓我稍微振奮一點，我通常都下午三點左右做。五點是我的「紅酒時間」——雖然傍晚就喝好像有點「廢」，但我的五點相當於其他人的晚上九點，而且我只喝一杯，所以其實沒那麼廢。問題是到了七點，我就有點茫了。

在我為時不長的晚上時間，我通常都在講電話、用WhatsApp和朋友聊天、傳訊息給我的孩子、為我老爸做飯，接著看看電視。

到晚上十點半，我的電差不多放光了。我洗完澡、吃完藥、看一點書，掉進無聲無色漆黑一片的睡眠。不曉得是什麼原因，我從不做夢。

差不多四小時後，我再一次驟然清醒，重複同樣的一天。

3月15日
睡眠時數4小時40分

我直到最近幾週，才覺得自己清醒到可以看電腦，我哥就寄了封電郵給我，說他朋友C醫生寫了一本小說的前三章，希望能聽聽「專業」意見。

奇怪的是，我居然真的能用評論者的眼光審這份稿——C醫生寫得確實不錯。雖然我沒當過小說編輯，但因為有擔任新聞編輯的經驗，我還是能就基本寫作技巧提供一些建議。我甚至紮紮實實回了封信，提出幾個有建設性的批評。

如果幾年以前我丈夫與我分手的那場對話是轉捩點，讓我將近十年生不如死，看《大娛樂家》（並恨死它）就是另一個轉捩點，讓我恢復生機。幫C醫生審稿後，我知道自己真的還有本錢。

我還是做得到！我還是懂得閱讀和評論！我還是個有用的人！這件事帶給我的信心再怎麼強調都不為過。

隔天早上，我拿起紙筆看電視新聞。我用我爸的電腦打開我的電子信箱，開始刪除裡頭的六萬封垃圾信。但我刪著刪著決定放棄，直接申請新的信箱。我重新建立起與世界的連結。

3月25日
睡眠時數5小時12分

我報了兩個線上課程。一個是商業文案寫作，我覺得自己將來可以靠這個過活。另一個是我爸送的禮物，純粹是為了好玩：東安格利亞大學的小說寫作入門，他們的創意寫作課素有好評。

今晚我決定打電話給幾個朋友，有些人我好幾年沒聯絡了。

K一下子沒反應過來，先是喃喃問了句：「哪個米蘭達？」隨即大驚，興高采烈。

W不斷哭了又笑、笑了又哭，吼我：「不准再這樣對我！」

L說很多人腦子裡可能都閃過一句話，只是不好意思說：「我還以為你死了。」

我暫時不想和他們見面，因為我還是非常在意自己的體重（好啦！我就是愛面子可以了吧？），但我想，見面的日子不遠了。

4月2日
睡眠時數5小時4分

我到底是怎麼「康復」的呢？我想破頭也想不出原因。反正一定和我吃的藥沒關係，因為同樣的藥我吃好幾年了，而且現在幾乎已經斷了奧氮平。

我只說得出那是什麼感覺：前八年半我像是被鍊子綁在池底，從池底深處，我可以模模糊糊感覺到水面上的生活，但我看不見也摸不著。幾個月前，纏住我的鍊子開始繃緊，乃至斷裂。重獲自由的我拚命往上游，最後總算衝出水面，暴露在新鮮空氣之中。

我終於可以再次呼吸。

現在，天空顯得更加晴朗，新買的竹纖維被感覺更加奢華，紅酒喝起來更醇，音樂聽起來也更富情感。但我得小心不要貪快，也不要一下子吸入過量氧氣，以免適得其反，再度跌入池底。我還不太相信自己有這麼好運。

我也不想讓自己變得像福音咖。你知道，就是那種開口閉口全是「蒙恩得救」、讓你煩到想掐死他的人。

4月19日
睡眠時數5小時20分

健康飲食和少量運動讓我減了不少體重，但我現在進入撞牆期，在想是不是該找個私人教練幫忙。我以前還算苗條的時候找過一個，但不曉得教練收不收胖子？

我爸的朋友推薦教練K給我。她身材結實，個性開朗，沒被我僵硬的動作嚇跑，而且收費合理。我們說好請她一週來兩次，一開始以健走為主。

我們找了幾個走路五分鐘就到的運動場。雖然我好幾次得停下來喘氣，但好歹走了一個小時。我和K聊到我失眠十年的慘劇，她沒尖叫也沒逃走，我覺得這是好的開始。

5月12日
睡眠時數4小時23分

今天是我五十一歲生日（欸？四十三到五十歲的生日呢？我好像直接跳過了）。雖然我還是覺得自己像隻胖呼呼的小雞，但自閉將近九年後，我有點想出去玩一晚。H和S說她們很樂意和我作伴，於是我們訂了附近的一間酒吧。

我在電話裡預告我胖了不少，請她們到時候就算嚇到也別表現出來。開門的時候，我故意擺出像卡通一樣誇張的姿勢嚇唬她們，但我的朋友人都很好（也可能是演技很好），她們喜極而泣，擁抱我，抱了很久很久。H說對啦，我是有點「發福」（謝謝H，你是好人），但身體和心情看起來都不錯。我嘴巴裡跟她說少來——那心裡呢？如果我不承認我聽了很開心，那就是說謊。

到酒吧時我還有點緊張，但坐定之後，原本的擔心全都煙消雲散。我的朋友溫暖、風趣，也有不少八卦要告訴我。我喝下幾年來第一杯雞尾酒——嗯哼，服務生，麻煩再來一杯吧？

我一開始還為自己的體重彆扭，不願意照相，後來也放開了。只要不放上社群媒體，就拍吧（我在社群媒體的頭像還是九年前當主編時照的）。

5月15日

睡眠時數5小時

我文案寫作課的作業全拿了A，創意寫作課也得到不錯的評語。我大受鼓勵，重回職場的信心恢復得比人際關係和身體自尊更快。

還記得我的朋友T嗎？幾年前得到我也想要的健康雜誌主編職位的那個？她現在在新的雜誌社工作，問我有沒有興趣寫一篇文章，簡單講講小孩子回學校常碰到哪些細菌。

我決定試看看。如果寫得很爛，大不了我繼續寫文案就是了。但你相信嗎？再次採訪醫學專家的感覺棒透了，我也表現得有模有樣，像個腦袋清楚的專業人士。我交出一篇還不差的稿子。

5月20日
睡眠時數5小時14分

這幾年一直有人鼓勵我把這些事寫下來，但我總覺得沒什麼好寫的，更何況我很長一段時間無法寫作，直到最近幾個月才有辦法寫點東西。另一方面，「康復」對我來說還太新，新到我唯恐開始說這段故事會惹毛睡眠之神，讓祂一怒之下把我打回地獄。

不過，我後來看到某個名人在抱怨他失眠的事。只不過幾個星期沒睡，你也好意思上電視說嘴？可憐哪！乖，不哭不哭。比別的我不敢說，世界上如果有失眠奧運，老娘拿下金牌的時候你還在暖身咧！

我的故事精采多了，我要寫。

我打電話到二十年前待過的一家全國性大報。運氣不錯，接電話的編輯還記得我。我說我想把自己失眠抗戰的故事寫出來，對方願意給我兩千字的版面。什麼時候截稿呢？後天……

5月22日
睡眠時數6小時1分

……老天，這太刺激了！我的精神為之亢奮，靈感一個又一個冒出來，指尖不斷在鍵盤上飛馳，最後不到三小時就寫完了。我原本有點擔心回顧這段經驗會把自己拉回去，事後證明完全是多慮。寫這篇文章的確勾起諸多感觸，但也讓我得到抒發。

失眠的日子過得曲折，也遇到不少可怕的事。我簡化了許多細節，也略過一些較為敏感的部分——我還沒準備好把整部災難片攤在世人面前。

不過，重點都寫出來了，其中不乏十分私人的事。我覺得寫得很好，幸運的是編輯也這樣認為。這篇占了兩版，裡頭不但有一張年輕主編米蘭達的騙人照，還有幾張我二十年前在這家報社時的照片。

（有個女性主義朋友對照片的事提出異議：她說我應該為現在的身材和外貌自豪才對。我嚴正駁斥她的看法。）

見報前一天晚上，我和編輯開玩笑說我興奮到睡不著，她似乎真的有點擔心。結果我闔眼睡覺，再睜眼已是六小時零一分之後，是我將近九年來睡得最長的一次。

5月25日

睡眠時數5小時17分（而且幹了一件大事）

文章頗獲好評，世界各地都有熱情迴響。當然，網路永遠不缺「酸民」（我倒是不知道這種次人種是什麼時候出現的），但不理這些尖酸刻薄的陌生人不是什麼難事。現在要激怒我沒那麼容易了。有的留言雖然罵得很難聽，卻讓我哈哈大笑，例如有位男士叫我「世界級搏版面垃圾」。隨便他，反正肯定文章的留言還有數百則。

在這之後，我突然發現抱怨睡眠問題的人比比皆是，電視、報紙和雜誌也都在談「改善睡眠十招」之類的主題。我還看到一篇文章說「睡眠產業」高達一千億英鎊。

打完失眠抗戰之後，我才發現睡眠不佳成了「潮流」，像是這個時代的食物不耐症。出現睡眠監測器以後，想「改進」睡眠的人越來越多（請參考第二〇五頁對「本格睡眠症」的討論）。未來幾年，監測器和智慧手環的銷售量預計將大幅增長。

研究者表示，英國每年因睡眠不足產生的經濟損失，高達四百億英鎊。有傳言說NHS將首次提出睡眠健康指引，建議國民每晚應睡七到九個小時。

我找記者朋友H教我開部落格，talesofaninsomniac.com就這樣誕生了。幾天後，我覺得有些事非講不可。

現有的「睡眠文獻」大多讓我看了一肚子氣。有些文章簡直是在恐嚇讀者，不斷提醒我們每晚睡不到黃金八小時有多「糟」。

我想大吼：白痴！幹話誰不會講！要是我能睡，我巴不得睡十個小時！

我的失眠同胞應該得到更中肯的建議，聽聽受過失眠之苦、也懂得怎麼和專家或醫生對話的人怎麼說。於是我和編輯J聯絡，她現在在《每日電訊報》服務，我在工作上曾受她照顧多年。令我驚喜的是，她要我重新調整部落格的定位，把它變成網路報紙的每週專欄。

6月5日
睡眠時數5小時12分

最後一次去F醫生那裡回診。氣氛非常不一樣。

F醫生馬上察覺我有了笑容（過去九年，我每次看精神科醫生都只是大吐苦水），我的肢體語言變得活潑，話也變多了。但除了恭喜我康復之外，他不曉得還能多講些什麼。事實上，他大部分時間都盯著電腦，研究我那篇文章裡的照片是哪裡拍的。

可是我真的很想和他談一下藥物的事，並對他坦白我沒有先和他商量就停掉奧氮平。我原本有點緊張，但他完全不介意我自行停藥。至於曲唑酮和唑匹可隆，就先繼續吃吧。既然我的睡眠已大幅改善，它們也沒有嚴重的副作用，何必急著改變現狀呢？

我唯一擔心的是普瑞巴林（更多資訊請見第二五九頁），它的風評讓我越來越不放心。大約在我開始吃普瑞巴林兩年半以後，它被重新歸類為C級管制藥品（C級管制藥品有哪些呢？有強效鴉片類止痛藥舒痛停〔tramadol〕和同化性類固醇）。相關單位之所以採取這項措施，是因為普瑞巴林在監獄中被當成娛樂性藥物濫用，也在北愛爾蘭的幾個地方造成問題，甚至導致數人死亡。重新歸類之後，全科醫生依法不得以連續處方箋提供普瑞巴林和加巴噴丁，如果要開這類藥物，醫生必須在處方箋上親自簽名。

我對F醫生說我實在不想繼續吃這麼有爭議的藥，但我也知道停這種藥的戒斷症狀不小。我現在每天吃二五〇毫克，固定在傍晚吃。有鑑於之前快速戒斷苯類藥物的慘痛教訓，我和醫生都認為這次應該緩和一點，用一年的時間慢慢減，每個月減二十五毫克就好。

在寫給我的全科醫生的信裡，F醫生這樣說：「我很高興米蘭達有進步。她的情緒和睡眠正在改善。她重拾寫作，也有了收入。目前沒有憂鬱症或廣泛性焦慮症的症狀。」

「我建議將米蘭達轉回基層診所照顧。」

刑滿出獄！我不再是官方認證的瘋子了！

6月10日
睡眠時數3小時53分

晚上九點，我和另一位老朋友在酒吧裡廝混。我開始覺得不舒服，時間越晚越嚴重。起身去洗手間時，我已頭暈目眩，反胃欲嘔。

我才喝了一杯琴通寧，這些反應不可能是酒精造成的。而且我們才剛剛吃完晚餐，食物中毒不會這麼快吧？這時我靈光一閃——我那天忘了吃普瑞巴林。我趕緊向朋友致歉，說我們現在非走不可。

幸運的是，這間酒吧離我家不遠，就在同一條街。我一進門就吞下藥物，但我的身體還是非常不舒服。折騰一個多小時後，我吞下另一顆藥，上床時總算開始好轉。可是這一晚我睡得不好，時斷時續，隔天一大清早就醒了過來。

為了不再忘記吃藥，我拿出iPhone，在上面為「普瑞巴林時間」設了鬧鈴。

◎普瑞巴林究竟是什麼來頭？

普瑞巴林（商品名「利瑞卡」）是加巴噴丁類藥物之一。二〇〇四年首次獲得授權，供治療癲癇之用，後來又用來治療「神經病變性疼痛」（neuropathic pain，即「神經痛」）。由於大家漸漸發現它的副作用之一是病人變得較為平靜，它後來也獲准用於治療廣泛性焦慮症（GAD，generalized anxiety disorder）。GAD

是我那段日子得到的諸多診斷之一。）

可是差不多在同一時間，醫學文獻開始對普瑞巴林（及其藥效較輕的小弟加巴噴丁）提出警告：這類藥物可能造成依賴或成癮問題。軼事型證據（anecdotal evidence）聲稱受害者可能高達數十萬人，其中又以試圖戒斷者受害尤深。最令人尷尬的是：這些藥絕大多數是他們的醫生開的——和苯二氮平類藥物的情況一模一樣。

這場危機正在擴大。根據最近的一份研究，英格蘭開立普瑞巴林和加巴噴丁的案例越來越多。從二〇一三到二〇一八年，普瑞巴林的處方增加一．八倍；在二〇一七至二〇一八年，加巴噴丁的處方總計高達六七〇萬張。

剛開始時，普瑞巴林被認為是更新、也更沒有問題的苯類藥物（見第三九頁），但一些專家隨即看出它的罩門：這種藥作用於促進放鬆、抒壓和緩和疼痛的腦部化學物質GABA。所以，大腦可能變得依賴這種藥物造成的化學過程，讓病人即使想停藥也停不了。

有些醫生對普瑞巴林的評論頗為辛辣。我曾為了寫報紙的文章去採訪大衛．希利教授（David Healy），他是著名的精神藥物學家，著有二十本精神醫學書籍。

他說：「我寧可吃煩寧，它比較容易停藥。普瑞巴林就像極端版煩寧。」

你能想像我聽到這句話的感覺嗎？普瑞巴林和煩寧一樣，不能說停就停。我也知道停用煩寧不能「一刀兩斷」，因為這樣可能導致心臟病發致命，十分危險。所以我非得和F醫生討論戒斷計畫不可。

我想知道和我遇到同樣情況的人都怎麼辦，於是上網加入了一個叫「利瑞卡倖存者」（Lyrica Survivors）的臉書社團。這個社團居然有世界各地一萬零七百名成員，普瑞巴林的問題果然超超超超超大。

普瑞巴林還牽涉到我們之前談過的另一個問題：處方藥成癮／依賴。這個問題十分令人憂心。寫作本書期間，我持續得知有人在戒斷抗憂鬱藥、苯類藥物或普瑞巴林時遇上難關。我不禁在想：我的醫生也曾讓我把抗憂鬱藥吃了又停、停了又吃，我是不是也有受到影響呢？

無論如何，有一件事是確定的：我們必須為處方藥成癮者提供專門服務，並設法抑制過度開藥之風。

6月18日
睡眠時數3小時45分

我和S一起去超市。看她拿轉帳卡在機器前掃了一下就把帳給結了，連密碼都不必輸入，我目瞪口呆。

「欸？你沒見過非接觸式磁卡嗎？」她笑道：「你錯過的真多，跟睡美人一樣，一覺醒來已經是一百年後了。」

這樣講倒是有趣。我把這個點子寫進《每日電訊報》的專欄，以下是修訂後的版本：

「我像是昏迷了七年，剛剛才醒過來——我錯過了什麼？」

請想像你昏迷了七年，醒來時聽見的是亞馬遜語音助理Alexa的聲音。

由於將近十年的精神健康問題，我漏追了很多新聞，也對許多一般生活資訊毫無概念。朋友說我是睡美人，必須急起直追才能跟上這些年的變化。對我來說，不論是有趣的事、討厭的事，還是平凡無奇的事，到處都有我還沒發現的金礦。我挑出幾件寫在底下，順序純粹是隨意，與重要性和嚴肅性都無關。

社群媒體稱霸。在我退出世界之前，臉書和推特還非常新，我也申請了帳號。我是親子雜誌的主編，追蹤我的多半是育兒用品公司的公關。偶爾和精明的記者或名人聊聊也挺有趣。後來……後來我就關機了。

重獲新生之後，我常用WhatsApp和臉書的Messenger線上聊天，也覺得有些主題標籤很有趣。但誰能告訴我：Instagram和Snapchat到底要用來幹什麼？

前幾個星期，我和朋友一起吃生日大餐。隔壁桌是兩個二十多歲的女生，她們看起來悶悶的，一直望著桌上的雞尾酒發呆。但每隔十五分鐘左右，她們會勾肩搭背裝出快樂的樣子自拍。

人過了青春期以後，真的還會對別人的大餐、寵物、假期感興趣嗎？這只是在炫耀吧？這帶出下一點……

新詞與流行語：「放閃」、「曬娃」、「順性別」、「警醒」（woke）〔1〕（還真貼切）。對了，我也常聽到誰誰誰說錯了什麼話被「取消」。「取消」？像取消機票還是訂位那樣「取消」嗎？改個日期不行嗎？

這些電子菸專賣店是從哪裡迸出來的？我家附近怎麼就有這麼多間？尼古清戒菸錠（Nicorettes）出了什麼事嗎？還有，咖啡店怎麼突然變得這麼多？真的有人會用那些插座給車充電？下雨了怎麼辦？

Tinder和Grindr之類的「交友」軟體：有點鹹濕。

沒人講電話了嗎？我朋友說每次有人打她手機，她都知道一定是我，因為我是唯一會打電話給她的人（她四十九歲，不是十五歲）。這個世界怎麼了？

人人都有「心理健康問題」。精神疾病去汙名化是好事，代表大家變得更開放、也更懂得接納。過去十年的這項變化很值得注意。我有一個在時尚雜誌工作的編輯朋友說：「現在，互相比較自己的抗憂鬱藥的副作用是家常便飯。」我認為社群媒體在這個面向上發揮了正面功能。

但我還是覺得這有點一窩瘋。我記得凱薩琳・麗塔・瓊斯（Catherine Zeta Jones）診斷出雙極性疾患的時候，這種病有一陣子變得很「潮」。現在似乎每個人都有過動症（ADHD），不然就是讀寫障礙（dyslexia），再不然就是循環性情感疾患（cyclothymia），連威廉王子和哈利王子都來湊一腳。

雖然這種改變令人激賞，但我認為我們還有進步空間。對於嚴重的非主流精神健康狀況（例如思覺失調症，還有以前稱為躁鬱症的雙極性疾患），我們也應該認真看待，適切分配資源。

極其依賴無線網路：Wi-fi簡直成了現代人的維生系統。不論是聯絡、買衣服、買食物，還是叫Uber載你一程，我們都需要這些隱形的電波，只要電子用品上找不到那個小小的條紋狀倒圓錐形，我們就緊張、不悅，甚至暴怒。我覺得這個問題會越來越嚴重，沒有Wi-fi的人遲早會無法發聲、遭到冷落，甚至活活餓死。將來統治世界的大概不是電子工程師，就是懂得怎麼修寬頻的人。

1 譯註：非裔美人白話英語（African American Vernacular English），起於一九三〇年代，原為呼籲非裔美人關心影響自身之公共事務。二〇一〇年代意義擴大，同時被黑命貴運動（Black Lives Matter）及左翼運動使用。

我還沒退出世界的時候，只有足球鐵粉才會裝第四台。而現在，「一般」電視頻道幾乎沒人在看。不過，每次收到BBC授權費、Prime、Netflix和英國電信體育台（BT Sport）的帳單，總聽見荷包在哭泣。（對了，我們的電信公司怎麼突然變成體育台了呢？）

為什麼十英鎊鈔票變成塑膠的？

6月21日
睡眠時數5小時10分

我將最後一份短篇故事作業交給小說老師。雖然沒有打分數，但從她的評語看得出來她喜歡我的作品。

7月1日
睡眠時數4小時55分

現在睡四到五個鐘頭就夠我正常生活了。我再次能夠享受人生，談天、思考、出門、玩樂都沒問題。與過去九年相比，現在的每一刻都有如奇蹟。

可是，我還是覺得好累好累好累。

有沒有什麼辦法能讓我更上一層樓，起碼更接近黃金八小時一點？我上網亂逛，發現有個叫「失眠認知行為療法」（CBTi）的東西。唉！沒有i的CBT我倒是在失眠抗戰期試過幾次。沒用。

無論如何，看到縮寫裡多出的i還是讓我心動。我決定姑且一試。

◎失眠認知行為療法（CBTi，Cognitive behavioural therapy）

CBTi是一套結構化程序（structured programme），協助人找出造成或加重他們睡眠問題的想法和行為，再用「健康的」想法和行為替代，以改善睡眠品質。

睡眠大師蘇菲·博斯托克博士是CBTi專家。她說：「CBTi一定比藥物有效，而且完全沒有副作用。它的目標是給你一套工具，讓你修復自己的睡眠問題。這套工具有兩組，一組針對生理（行為），另一組針對心理（認知）。」

「失眠的人必須重新調整生活習慣，改變他們對睡眠的看法。有幾種方式可以幫助他們做到這點。」

「**睡眠限制**：藉由減少在床上的時間量來改善睡眠的**質**。簡單來說：累了再上床，不累就下床。晚點上床能提高天生的睡眠驅力。短期內你可能覺得真的很累，但這常常能讓你比較不會時睡時醒。」

「**控制刺激**：在你心裡增強床和睡眠的連結。除了睡覺或性行為之外都不要上床（如果你一向開著電視睡覺，覺得關電視睡覺會讓你不安，就暫時開著）。」

「**遵守『一刻法則』**：上床十五分鐘後如果還是很清醒，別灰心，也不要繼續在床上翻來覆去，先起床看看書（不建議看電視，因為看電視可能讓你失去睡意。就算是不花腦袋的動作片，也不一定能讓你進入最佳睡眠狀態。手機或平板的**藍光**會干擾你的褪黑激素，也就是大腦裡促進睡眠的那種賀爾蒙）。」

「**放鬆和正念**：我們會教來求助的人各種技巧和工具，協助大腦關上它對壓力的**戰或逃**反應模式。既然身和心是相連的，放鬆肌肉或許是安撫躁動的心的捷徑。以漸進式肌肉放鬆為例，它會要你依序繃緊主要肌肉群，再逐一放鬆。」

我對蘇菲說這些方法都很棒，可是，它們對**根本睡不著**的人（例如十年前的我）有用嗎？

蘇菲說：「對失眠問題十分嚴重的人，我會建議一開始先別管CBTi中認知的部分。研究顯示：光是做BBT（brief behavioural therapy，短期行為治療）也會有效果。」

「我總是建議從寫睡眠日記開始。如果你已經十分疲倦，可能會覺得心有餘而力不足，但寫睡眠日記真的非常有用。它能讓你回到當下，成為你堅實的基礎。失眠的原因可能很複雜，但養成良好習慣是建立**睡眠壓力**的關鍵——我說的**睡眠壓力**，指的是一種彷彿被逼著放下的感覺——作息紊亂的人不可能一夜好眠。」

「暫時別管自己幾點才睡，把鬧鐘設定在早上七點，時間一到就起床，不論你覺得睡飽了沒有。試著盡早出門，晨光對調節晝夜節律真的很有幫助。現在對於睡眠衛生的討論不少（見第三五頁），雖然臨床試驗顯示那些作法幫助有限，但有一篇廣受引用的論文的確建議：睡前六個小時最好不要再攝取咖啡因。」

「保持健康的生活方式也很重要，像運動、健康飲食、動腦，還有適時放鬆。每次我談到這些總是有人翻白眼，可是左耳進右耳出和實際付諸行動當然不一樣。」

「想睡的時候就上床，睡到半夜醒過來也不必在意。人的睡眠週期大約是九十分鐘，通常年紀越大，醒過來的次數越多。」

註：的確有提供CBTi的治療師，但人數不多、相隔遙遠，收費也可能十分昂貴。現在已有數位CBTi可供選擇。不過，很多CBTi原則其實是常識，不需要治療師或應用軟體也能自己實行。

即使你沒有長期失眠的困擾，學習CBTi還是對你有益。在壓力過大而難以入眠的夜晚，CBTi的技巧可以幫助到你。

7月7日

睡眠時數5小時12分

我開始研究CBTi，認真想該怎麼把它運用到目前的睡眠情況。

它講的是很有道理，但我還是感到狐疑：在失眠抗戰期最糟糕的那段時間，我連最簡單的指示都沒辦法照著做，就算我那時知道CBTi好了，它幫得了我嗎？

可是我和那時不一樣了，神智恢復正常幾個月以後，我覺得有些原則現在可以運用看看。事實上，我已經不知不覺做到了幾項，例如多接觸自然光、不要睡午覺等等。最吸引我的是睡眠限制的觀念，我躍躍欲試。

於是，我改成午夜就寢，而且準備好要睡才去睡，不再像以前那樣十點半就上床。雖然我很希望能告訴大家我上床後也不再看手機，但是……欸……嗯……切換到靜音模式算嗎？

我並沒有馬上變得睡得更久，但醒過來的時間漸漸位移。以前是晚上十點半睡到清晨三點半，現在是半夜十二點睡，早上五點醒。雖然還是起得比其他人早，但起碼已經更接近一般人的作息。這招管用！我感到疲倦的時間變得比以前晚，也因此能享受到更「正常」的晚間生活，有精力做點別的事，而不只是窩在沙發裡看電視。

我也迷上寫清單。我一開始只是為了「清理腦袋」，想到什麼就寫什麼，免得上床以後一直想明天該做些什麼。但我現在真的喜歡上寫清單——不，不只喜歡而已，我愛死它了！我整天寫個沒完，用掉一張又一張A4紙，用藍丁膠黏在桌前。這種清單必須手寫，用電腦打就不一樣了。寫完以後，我還會用不同顏色的麥克筆畫線：粉紅色是工作、綠色是社交生活等等。

即使我從來沒有全部做完，但光是把事情一件一件從清單上槓掉，就能帶給我極大的滿足感。

7月11日
睡眠時數5小時29分

清晨醒來時我精神飽滿。現在有更多雜誌和報紙向我邀稿，我大多都在上午五點到十點之間寫完。回到記者本行只有一個遺憾：我把文案寫作課學到的東西全都還給老師了。

眾人未醒之前的世界十分安靜，我很享受這段迷人的時光。我記得在失眠抗戰的日子讀過一篇茱莉．伯契爾（Julie Burchill）的文章，這位老是愛唱反調的專欄作家也是失眠一族。

可是她讚美失眠，甚至說失眠是她「額外的生命」。我當時覺得她腦子有洞，那樣講只是為了搏版面而已。

不過，我現在有點懂她的意思了。沒錯啦，雖然我只睡短短幾個鐘頭，而且一大清早就開始工作，但我畢竟透過睡眠恢復了精神，光是這點就和失眠抗戰期天差地遠。無論如何，多出來的幾個鐘頭讓我做了很多事。

◎早鳥或夜貓？你的「時型」是哪種？

你睡了多久、什麼時間醒來，很大一部分是基因決定的（除非你別無選擇只能上夜班）。科學界對這個問題已經研究了一段時間。

最近有篇論文試圖解釋「夜貓」和「早鳥」為什麼不同——為什麼有的人早睡早起，有的人晚睡晚起？他們認為差別在於人有不同的「時型」（chronotype），例如清晨五點就起床的人屬於「極端晨間時型」（extreme morning chronotype）。

那麼，你是什麼時型呢？

蘇菲・博斯托克博士建議你用這個辦法試試：挑幾個不用上班、早上也沒有別的任務的日子，前一晚等到自己累了再上床睡覺，然後不用鬧鐘，睡到自然醒。「每個人都有內建的晝夜節律，讓身體以二十四小時為週期活動和恢復。」博斯托克博士說：「**時型**指的是我們天生對於醒、活動和睡的時間偏好。大多數研究發現人的時型呈鐘形分布，極端的人很少，多數人在中間。」

科學家們也指出：雖然生理時鐘是遺傳密碼設定的，但它可以隨環境而調適，也會隨我們的年紀增長而變化。

舉例來說：兒童和老人往往是早鳥，青春期的生理時鐘則會後延。換言之，早睡早起對青少年來說真的很難。到了五十歲的時候，男性的時型通常比女性晚。

屬於早鳥族或夜貓族都沒什麼不好。可是，如果你的時型是凌晨三點睡、上午十點醒，你的工作卻是朝九晚五，該怎麼辦呢？

「依照我們目前最可靠的猜測，時型頂多只有百分之五十是遺傳決定的，所以一定有改變的空間。」博斯托克博士說：「最近有研究顯示：即使你天生傾向和父母同一個時間醒，你還是可以透過調整自己可以掌控的事──尤其是光線和食物──來適應新的作息時間。」

舉例來說，薩里大學（Surrey University）和伯明罕大學（Birmingham University）曾一同進行實驗，研究夜貓族可不可能變成早鳥族。他們找來二十二名夜貓族受試者（凌晨二點半睡，上午十點十五分起），請他們採取早鳥族的行為模式三個星期。

研究者請他們做一些事，例如：比平常早睡二到三個鐘頭；重新設定鬧鐘的時間，不論週間或週末都維持同樣的作息；每天同樣的時間吃午餐；晚餐不要拖到晚上七點以後。

三週後，受試者不但反應變快，表現最好的時刻也從傍晚挪到下午。最重要的或許是：他們的健康有了改善，整體壓力和憂鬱程度都降低。

7月15日

睡眠時數5小時46分

我前幾年墜落谷底的速度多快，現在爬升的速度就有多快。有些事我原本以為自己再也不可能做到，但現在不但在做，而且常常做得不費吹灰之力。

有人說騎腳踏車就是這樣，一旦你學會了，不論多久沒騎都能立刻恢復身手。我最近經常想起這個例子，只不過我還是有點胖，勉強騎車大概會一路搖搖晃晃，直到撞上什麼東西。

很久沒做卻一做上手的事有：

開車：我搬回老爸家之後就沒再開過車。一開始是因為失去自信，後來眼睛動了手術，我以為視力不可能恢復到可以開車。沒想到幾次檢查的結果都很好，戴著眼鏡可以視力一．〇。

搭大眾交通工具：康復後第一次搭倫敦地鐵，我以為自己會嚇得尿褲子。結果列車一進站，我的大腦立刻像帕夫洛夫（Pavlov）那條狗一樣自動反應：兩手一撐把人推開，眼睛死盯著我要的座位，不擇手段往那裡擠。這種事或許是大多數人習以為常的「小確幸」[2]，卻為我帶來無上的喜悅。我真的開心得嘴角上揚，一臉賊笑[3]。

減到目標體重：減肥實在很難，對吧？既無趣，又沉悶。可是我變瘦了——雖然速度和我希望的不一樣。我還發現量體重的最佳條件：清晨五點，裸體，不戴眼鏡，頭髮吹乾（頭髮濕的時候量起來比較重）。

做夢：我又開始做夢了。雖然次數不算多，但只要做夢，夢境都很生動。

8月8日
睡眠時數5小時13分

發生了一點事，提醒我別把「康復」當理所當然，還是得小心注意。

之前就跟J和K約好今天一起晚餐，餐廳在倫敦鬧區。J的公司也在那裡，她打算下班後直接去，K則是要從另一個地方過去。交通的部分難不倒我——反正坐地鐵就行了——可是從車站自己找路到餐廳讓我有點緊張。K說不如和我約在利物浦街站的閘門口，到時候兩個人一起去。

誰也沒想到，K因為她控制不了的因素遲到了二十五分鐘。她平常真的是個很可靠的人，但因為地鐵站收不到訊號，她沒辦法打電話給我，我當然也聯絡不到她。

在閘門口晃了十五分鐘後，我變得有點焦躁。這是尖峰時段，人潮不斷湧向手扶梯，從我身邊走過來穿過去。我打電話給剛才還在餐廳門外候位的J，她說服務生現在正幫她帶位，要我傳簡訊跟K說我先到餐廳和J會合，然後自己用Google Maps

2 原註：來自未來的補充說明：誰知道這種小確幸沒過多久也沒了。（譯按：因為後來封城了。）
3 原註：旁邊的人開始默默挪位子。我後來不再賊笑了。

走路過去（我根本不知道什麼是Google Maps）。

誰知我一出閘門，剛走進車站大廳就頭皮發麻——九年來我從沒見過那麼多人，每個人都邁著全世界通勤者標準的堅定步伐，從四面八方快速靠近。我僵在那裡，嚇得連讓路都不會。

你看過希區考克（Hitchcock）的《鳥》（*The Birds*）嗎？還記得蒂比・海德倫（Tippi Hedren）在戲裡有多驚恐吧？我懂她的心情（雪上加霜的是我的眼鏡壞了，什麼都看不清楚）。

我開始恐慌。從失眠抗戰最初期我還去上班的那段日子之後，我從沒受過這麼強烈的感官刺激。事實上，現在這種比以前的還要可怕。我拚命想找間廁所躲進去（果真是嚇到尿褲子），這才發現自己不知什麼時候已經開始哭泣。

好不容易找到廁所，只見外面排了一長串面無表情的商務客和觀光客，我煞住腳步，趕緊找另一個地方避難。這時J來了電話：「你在哪？」聽見我的情況多糟之後，她要我離開車站——問題是出口在哪？車站大廳規劃得亂七八糟，讓人如墮五里霧中。我只覺得大腦缺血，沒辦法好好思考。

最後，J好不容易安撫我的情緒，引導我找到通向地面的手扶梯。我鬆了一大口氣。聽她輕聲細語地說：「看到那排會動的階梯了吧？你踏上去，到盡頭再下來。」我忍不住笑了出來。站上街道，我總算鎮定了一點，但還是微微發抖。雖然走到餐廳只要十分鐘，但我還是跳上一台計程車。

我很氣朋友對我這麼隨便，一進餐廳就點了杯酒，一口喝盡，把杯子往桌上重重一放。這時K也到了，一邊道歉一邊解釋她為什麼會遲到——我毫不客氣地對她說我非常生氣，場面一下子變得很尷尬。「我們以為不會有問題的，」她們說：「顯然我們沒考慮到你才剛好沒多久。」

我接受她們的道歉，後來也一起度過愉快的一晚。但這件事讓我發現：雖然我看起來康復得很快（至少有一陣子是如此），但其實是進兩步退半步，大意不得。

8月10日

睡眠時數4小時30分

我對罵我朋友這件事有點罪惡感。雖然我不是無緣無故發脾氣，但我知道自己變得比以前沒耐心和情緒化，也知道這主要是因為我仍舊很疲倦。

◎為什麼睡眠不足會讓你變成沒睡午覺的暴躁小鬼

人精疲力盡時很難保持情緒平和，因為身體這時會把焦點完全放在維持基本功能，而基本功能顯然不包括「輪到誰去接孩子？」、「幫我找找充電器好嗎？」這一類的事。

失眠一夜後，你的杏仁核（大腦調節情緒的部分）會開始表現失常。換句話說，失眠會把你變成三歲小孩，對刺激反應過度，對別人的感受視若無睹，這可能帶來衝突，影響你的人際關係。

蘇珊・薇蓮（Susan Quilliam）是兩性專家和關係教練，我為報導的事向她請教已超過二十五年。「和新客戶會面時，我會先問他們在生活上是否遇到具體挑戰，以致他們的關係出現問題。」她說：「我常常看到的情況是：具體困難解決了，情感方面的問題也就跟著迎刃而解。所以，如果來求助的人有睡眠問題，我會建議他們先解決那部分的問題。」

薇蓮同意失眠是棘手問題，「解決」談何容易，但她強調：「睡眠不足造成的傷害不容小覷，缺乏睡眠會提高你生氣和焦慮的程度，而你解決問題的能力會大幅降低。你會進入『狐獴模式』（meerkat mode），對危險極其敏感。只要覺得伴侶對你造成威脅，你就會變得防衛心很重，於是情況直轉直下。」人在氣頭上講出來的話常常是無心的，卻往往是壓垮關係的最後一根稻草。

這種時候你該怎麼做？請先做一件非常實際的事——「如果你發現你們已經動氣，先離開房間。」薇蓮建議：「不是離開三分鐘或五分鐘而已，至少要離開二十分鐘，甚至半個小時。等腎上腺素降低就是要這麼久，之後你才能更理性地對話。」

薇蓮的建議屬於「情緒調節」。「這能讓你離開『感覺模式』，進入『行動模式』。」她說：「當你發現你和伴侶的情況正一發不可收拾，快跟對方說：『一切都會沒事的，但我得暫時離開一下，做點別的事。』接著，找點能讓自己平靜下來的事情做。」也許只是簡單喝杯茶、散散步，或是打開冥想APP來聽。「我會請客戶發展自己的策略，把它們寫下來，這樣在情緒激烈、沒辦法思考的時候，就能拿出來看。」

如果你最後平靜下來，也別忘了給伴侶一些時間，這很重要。換句話說，不論你有多累，短期內你得盡力完成你們已經講好的事情。在氣氛已經緊繃的家裡，自怨自艾不但於事無補，也很可能引起爭執。另外，適時「抽離」也能分散你的注意，讓你不把焦點放在自己的疲累。

8月15日

睡眠時數5小時49分——以及免費試用品！

工作情況不錯，「失眠日誌」專欄反應良好，也為我帶來很大的樂趣。我說服編輯讓我試用那些據說有益睡眠的產品。

這樣一來，我不但可以拿到一堆免費試用品，搞不好也真能碰上對我和讀者都有幫助的東西。以下是我嘗試與發現的幾個玩意兒：

睡眠機器人

睡眠機器人Somnox看起來像顆巨大的灰色芸豆，形狀很適合抱。廣告說你抱著這個傢伙上床，他會「撫慰你的身心，讓你入睡更快，也睡得更久，一覺醒來完全恢復精神，開啟活力充沛的一天」。

Somnox確實沒讓我失望。他送來的時候附著一張出生證明，我決定叫他阿豆。老實說，看到說明書的時候我的心沉了一下，還好不難操作。隨著我一番擺弄，阿豆開始呼吸。

我說不上來，但阿豆就是可愛。我把他擺在身邊一整天，讓他陪著我工作，三不五時拿起來拍拍，有時候甚至還親他幾下。

可是到了十一點半該睡覺時，我突然覺得，抱著一台加了襯墊的機器睡覺有點蠢。我先關掉「白噪音」選項，因為我實在不愛聽鯨魚呼嘯。阿豆冷淡得令人安心，我們開始同步呼吸（你可以在上床前用手機APP設定呼吸率）。

我睡得其實不比平常久，但醒來的時候的確心情愉快，一眼看到阿豆也很開心。感覺像歐洲藝術電影的超現實劇情。

缺點是阿豆要價五百英鎊。

重力毯

重力毯在美國已經紅了一陣子。廣告捧得天花亂墜，說它對減輕失眠、焦慮和過動統統有效，甚至對自閉症和亞斯伯格症的兒童也有幫助。我這條重力毯的廣告說它「經特殊設計，材質保暖，提供適當壓力，給您被擁抱的感覺」。用科學術語來說：重力毯的效果來自於它模仿了「深層觸碰感」（DTP，deep touch pressure）。

我這條重力毯有十五磅重。收到這天我正好壓力挺大，因為有一份報紙的截稿時間很趕，我好不容易才趕上。把重力毯拖出箱子之後，我倒頭躺在地上，（費了點勁）把它拉到脖子。它的重量很快讓我放鬆。

我認為最好的形容方式是：它讓我想起小時候洗完澡或聽完床邊故事，躺在床上緊緊裹著被子、緊到我幾乎動彈不得的感覺——有安全感、被愛、平靜而快樂。雖然我這陣子真的沒什麼煩惱，但蓋著它的確讓我覺得更不「緊張」。

到了年底，我決定用它睡覺試試（畢竟失眠才是我的主要問題），使勁把它拽到床上。我得說：像嬰兒一樣被緊緊包著的感覺好得不得了，而且因為那時即將入冬，我很快就感到暖和，可以把一件上衣脫掉。

蓋著它睡的第一晚感覺有點怪也有點重，但第二晚以後，我發現自己的睡眠週期變得較長，也比較沒有中斷（我通常夜裡至少會醒來一次，清晨左右再一次）。我覺得睡眠時間沒有大幅增加，但的確睡得更熟——隔天也充分享受到睡個好覺的益處。

註：到了夏天，我覺得蓋羽絨被加重力毯有點熱，而且重力毯沒有大到可以單獨使用（竹纖維被也不夠大，枉費我對它的愛只略遜於自己的皮膚），所以我就不蓋著它睡了。不過，即使在仲夏七月和八月，我還是喜歡在一天結束時窩進重力毯，邊看電視邊放鬆。

大推！

助眠喚醒燈

有家電子大廠寄給我一個表面光滑、狀似甜甜圈的道具，風格簡約，擺在凱利・霍朋（Kelly Hoppen）設計的屋子裡也毫不違和。除了時髦好看，這個燈還能「在最後一段睡眠期（五十到六十分鐘）發揮作用，輕柔地為您的身體做好甦醒準備」，讓你一早「整體情緒」更好、精力更充沛。

我把鬧鐘調到清晨五點，大約是我平常自然醒的時間。雖然我半夜十二點半上床，比平常稍晚，但燈啟動沒多久就睡著了。也許我本來該把起床時間設定在六點才對。不過，被「晨光」和鳥囀輕輕喚醒的感覺還真是不錯。我喜歡這個燈，接下來一定會繼續用。

在此同時，這些道具讓我的床變得有點擠。我是不是該把阿豆趕下床？

大麻二酚（CBD，Cannabidiol）

最近只要去健康食品店或藥局，一定會注意到櫃子上滿滿都是CBD產品。網路上說，CBD是大麻類植物的成分，可以和你的「內源性大麻素系統」（endocannabinoid system）交互作用，「幫助身體維持**體內平衡**（homeostasis）的平衡與穩定狀態」。CBD中能讓你「嗑」來「嗨」的成分已經去掉。

據稱CBD有許多健康效用，例如緩和長期疼痛與發炎，也有研究和軼事型證據說它能助你一夜好眠。美國有一份小型研究指出：每天服用二十五毫克CBD的受試者中，有將近八成的人在第一個月說他們焦慮減低，三分之二的人說自己睡得比較好。

也有評論者說：如果你的失眠是外在因素所致（如疼痛或發炎），CBD對你會特別有幫助。我認為這些說法似乎把CBD講得太「神」，但出於研究興趣，我還是試了各種CBD產品，從舌下滴劑、抹在皮膚上的軟膏到CBD軟糖，什麼都試。

我實話實說：有些產品不錯，用起來感覺很好（CBD軟糖的味道也不賴），但CBD對我的睡眠一點幫助也沒有，而且很貴。不過它對別人的效果也許不一樣。

◎淺談寢具

床墊和枕頭

某系列的床墊好以女子閨名為名（也以此聞名），一字排開相當惹眼，頗有姬莉・庫伯（Jilly Cooper）小說書名之風[4]。廣告資料建議每八年換一次床墊，但似乎沒有提出健康上的理由，我猜大概和床墊公司的進帳比較有關。

不過，我還是打聽到很實用的建議：保持床墊清潔就對了。這是Chemist四U藥品總監詹姆斯・歐羅恩（James O'Loan）說的，我在二〇一九年為了寫文章採訪過他。他說：「大多數人只注意到床單，卻忘了洗床墊。其實床墊也需要徹底清潔（用小蘇打最好），再用吸塵器吸過。另外，一個月左右應該翻一次面。」

對塵蟎過敏的人還必須面對別的問題。「清除屋塵蟎非常難。」艾芙莉娜

4 譯註：姬莉・庫伯是英國言情小說家，著有《愛蜜莉》（*Emily*）、《貝菈》（*Bella*）、《奧妲薇雅》（*Octavia*）等書。

倫敦兒童醫院（Evelina London Children's Hospital）小兒過敏科醫生亞當・佛克斯（Adam Fox）教授說：「對塵蟎排泄物過敏會鼻塞、皮膚癢，可能嚴重影響睡眠。那就好像你整年都在感冒。最好的辦法是減少暴露於過敏源的機會。」

「我會建議我的病人買防蟎床套，把整個床墊罩起來（可在Allergy UK網站購買，見第三四七頁）。」佛克斯教授說：「至於用吸塵器吸床墊的清潔效果，目前研究資料還很少，但這樣做顯然無害。」

佛克斯教授也推薦DermaSilk的衛生衣褲（見第三四七頁，這種衣物也能緩和濕疹）。另外，值得抱玩偶睡覺族注意的是：泰迪熊是惡名昭彰的塵蟎大本營。而且佛克斯教授說：對於玩偶，我們沒有理想的防過敏辦法，「如果真的改不掉這個習慣，起碼一個月用熱水洗泰迪熊一次；如果還是做不到，在冰箱裡冰一整夜的效果也差不多。」

床單

最近的一篇調查發現：四分之一的英國人一個月只換床單一次（噁）。那篇文章還說：「結果顯示：同一張床單連用四週，不但會讓你睡不好，裡頭的細

菌更比黑猩猩的窩還多。」（噁）

對此，詹姆斯．歐羅恩表示：「寢具用得越久就越像細菌溫床，這並不令人意外。床單通常不會接觸到多髒的東西，所以表面上看起來很乾淨。」

但歐羅恩說，不洗澡就上床「會讓床單滋生細菌，把你的床變成細菌窩，造成花粉熱等併發症，甚至肺炎」。既然成人每天有七到八個小時待在床上，孩童甚至多達十二個小時，與床有關的健康問題真的很重要。

那麼，床單應該多久洗一次呢？「我建議一週一次（調查中有百分之二十八的人有做到），至少兩週一次。」歐羅恩說：「用漂白洗衣精洗，洗衣機設定在六十度。枕頭套要洗得更勤，因為它直接接觸你的臉、嘴巴和其他敏感部位。」

歐羅恩也建議使用抗菌纖維消毒劑。「現在很便宜了，不到五英鎊就買得到。」他說：「在兩次洗床單之間，隔一、兩天就用消毒劑噴一噴。這能讓你的床單聞起來清爽，也能防止細菌滋生。」讓床單保持通風，避免潮濕，因為潮濕也容易滋生細菌。

8月17日
睡眠時數1小時24分

「康復」後我幾乎沒做過夢，也沒再爆發嚴重失眠，但昨晚運氣還真好，竟然一次碰上了兩個。這是我情況好轉後首次的——法國人是怎麼說的？——「白晝之夜」（nuit blanche）〔5〕。

凌晨1點34分：突然驚醒。我做了個惡夢，夢到有人拿大砍刀攻擊我。我又害怕又絕望，好在遇到一位來自里茲（Leeds）的醫生（我也不曉得為什麼來自里茲），他人很和善，保證會治好我的手。

這個夢太寫實了，我醒來後餘悸猶存。我不知道自己還有沒有辦法睡著，就算可以，我也不確定自己還想不想睡回去——要是又回到那個夢裡，未免太可怕了。所以我決定下樓泡杯綠茶，聽聽莫札特鋼琴協奏曲。

凌晨2點：我打電話給一個住在洛杉磯的朋友（她那裡是傍晚），和她說了這件事。她一邊欣賞夕陽，一邊客觀分析這場惡夢反映的創傷，建議我回去睡一下。

凌晨3點15分：我躺回床上，可是過了十五分鐘左右還是毫無睡意。我知道今晚別想睡了，乾脆再次起床。

我打開電腦上網，看到不少國外朋友的訊息。有的是網友，有的是我實際認識的人。知道世界不論何時都有人醒著，我覺得十分安慰。等美國東岸進入黑夜，澳洲都已經準備要吃午餐了。

清晨5點：天光破曉。我泡了咖啡，烤了土司，吃了幾顆肥滋滋的椰棗，便穿著運動衫走進花園，雙手捧著咖啡。此情此景讓我想起一則老廣告，廣告裡的女子的動作和我現在差不多，配樂是〈如今我看見〉(I Can See Clearly Now)。

我在推特上提了一下，沒過幾秒就有人貼影片連結過來，說那是雀巢咖啡一九八八年的廣告，叫「日出」(Sunrise)。

5 譯註：即失眠之夜。

我又推文問大家喜歡哪些和清晨有關的歌，然後請Alexa播放。大家推薦的有：

披頭四的〈朝陽升起〉（Here Comes the Sun）和〈早安，陽光〉（Good Day, Sunshine）；

比爾・威瑟斯（Bill Withers）的〈美好的一天〉（Lovely Day）；

音樂劇《萬花嬉春》（*Singing in the Rain*）的〈早安，早安〉（Good Morning, Good Morning）；

〈破曉〉（Morning Has Broken）（卡特・史蒂文斯〔Cat Stevens〕的版本）。

清晨6點30分：用歐舒丹（L'Occitane）泡泡浴痛快地泡了個熱水澡。

上午7點：挑今天的衣服。我選了件白色上衣，因為某時尚記者跟我講過：疲倦的時候穿白色，看起來會比較有精神。雖然我今天根本沒有要和什麼人見面，但還是化了淡妝，披上昨天買的一條柔軟、名貴的圍巾。不為別的，只為了讓自己感覺好一點。我現在覺得疲倦至極。

上午7點10分：也許動一動能讓我清醒一點吧。我決定出門寄生日卡片給我姪子，呼吸新鮮空氣，看看熙熙攘攘的早晨。雖然郵筒不遠，但我故意繞路快步走過去。

八月風大，吹來快意。動動肌肉的感覺真好。

差點踩到一隻蝸牛，我從沒見過這麼小的。

上午8點至11點45分：解決一些工作瑣事（腦袋一團糨糊的時候，就別做需要邏輯思考的事），逛逛臉書和推特。其實我知道自己應該減少上臉書和推特的時間。都已經是大人了，怎麼也對社群媒體上癮了呢？我和幾個記者朋友聊了一下（當然是線上聊），大家都覺得這的確是大問題。

中午12點：游泳去。喔，在水裡渾然忘我和伸展肌肉的感覺真爽！我就知道游完以後心情能振作不少。

下午1點30分：忙不迭地在膝蓋上打開筆電，趕上曼城隊對西漢姆隊的下半場。我一直覺得看足球賽是很放鬆的事，聽播報員叨叨絮絮一個半小時滿有意思的。但我猜這樣想的人應該不多，尤其是西漢姆隊和他們的球迷（他們以五比〇輸了比賽）。

下午4點：昏沉到不行，累到無法思考。可是我不想去小睡一下，我這輩子唯一一次在白天睡覺，就是帶寶寶那段時間（而且，外在因素造成的睡眠不足和失眠很不一樣，和自己的大腦製造的惡夢也很不一樣）。我開始煩惱：昨晚之所以失眠，搞不好就是因為最近老是在寫和想失眠的事？原本都已經好了，要是接下來又得失眠好一段時間怎麼辦？我覺得心情不佳，壓力山大。

下午5點30分：時間還早，但我覺得餓了，決定給自己和老爸準備晚餐。我通常會在這個時間喝杯紅酒或琴通寧，但我現在的感覺糟透了，喝酒恐怕不是好主意。倒是烤鮭魚、油漬番茄和甜薯吃起來很搭，讓我心情暫時變好。

傍晚6點至晚上8點22分：做了幾件小事：看週日版報紙、打電話、滑推特，又泡了一次澡。雖然疲倦得全身無力，但我覺得背後有人支持，也相信自己有度過這關的力量，和前幾年嚴重失眠時病懨懨的感覺很不一樣。

晚上8點22分：對啦，現在時間還超級早，但我快睜不開眼睛了。我上床躺著，正煩惱不知道多久可以睡著（要是睡得著的話），還有那個拿大砍刀的會不會回來攻擊我，就……

……就突然凌晨2點28分了！我居然沉沉睡了六個鐘頭，一點也不比最近這些日子睡得少，甚至還睡得更好。我完全不想再瞇一下，因為我這段時間醒了就是醒了，一點也不覺得需要多睡。

我恢復正常了，至少今天是。

8月23日
睡眠時數4小時15分

我知道自己正漸漸恢復自信，證據之一是我換了社群媒體帳號的頭像，也讓一篇網路文章放上我胖胖的近照。

我那個女性主義朋友表示滿意。

8月25日
睡眠時數3小時24分

這個星期來了一波熱浪，氣溫高得難以置信，出門就像鑽進溫熱的濕毛巾裡。雖然不論對誰來說，這幾天晚上都熱得難受，但我們這群失眠族卻多了一分幸災樂禍的快意，因為那些「正常」睡覺族總算吃到我們天天在吃的苦頭。跩啊，繼續跩啊，平常不是挺囂張的嗎？

好啦，姊姊我還是透露一些熬過悶熱天氣的心得：

「不要」把睡衣冰到冰箱或穿濕襪子上床。這兩招顯然不聰明，解凍的睡衣和濕襪子只會讓你又濕又黏，一點也不舒服。

「不要」努力睡著。你該做的是想像自己和某個電影明星出遊。「想像自己身在某個能樂在炎熱的時空——不管是想像的或實際的地方都可以——例如待在你最喜歡的海灘或游泳池，悠閒地躺在躺椅上曬太陽。想想還有誰在那裡？你聽到什麼聲音？你感覺到什麼?」我的睡眠師父蘇菲·博斯托克說:「你可以透過想像轉移注意,讓自己暫時逃離眼前的不舒服。這樣一來,就算還是睡不著,至少可以享受和布萊德利·庫柏(Bradley Cooper)一起做日光浴的時光——對我來說是這樣。」

「不要」午睡。午睡會擾亂你的晝夜節律(南歐人倒是不太會被午睡影響晚上的睡眠)。

「要」拿清涼的濕毛巾或冰敷墊為手腕、腋窩或鼠膝部降溫。可以這樣做一小段時間,因為這些部位的血管最接近皮膚表面。

「要」看醫生,如果你在服用利尿劑。因為你得問醫生天熱時該喝多少水。

「要」在臥房的電扇前放一盤冰塊。(注意你的電扇會不會嘎吱嘎吱鬼叫。我的電扇就是這樣,結果我只能在白天用。我為了記帳把帳單整整齊齊排在床上,也被它吹得七零八落)。

「要」把你的寵物和另一半趕下床。動物和人都體溫高、愛流汗。你一個人睡都體溫高、愛流汗了，犯不著再加一個體溫高、愛流汗的。

「要」讓浴室的燈整晚開著，因為你會常跑廁所。有些專家說人一天要喝三公升的水（但美國網站今日醫學新聞〔Medical News Today〕也提醒：每小時喝水不應超過一公升，否則可能造成低血鈉症〔hyponatremia〕。當血液裡的鈉被過度稀釋，就會出現低血鈉症，雖然少見，但處理不好會相當嚴重）。

「要」裝冷氣：「百分之百值得。」我的洛杉磯朋友T（英國出生）說：「英國人像是討厭室內空氣流通似的，我爸就是這樣。他老是抱怨天熱，但我就是沒辦法說服他買台電扇。後來我乾脆直接買了給他寄去——結果他喜歡得很！把它當成什麼了不起的現代奇蹟。如果你裝了冷氣，外面怎麼熱都不關你的事。像今天，這裡明明攝氏三十八度……但我家裡幾乎有點冷。開了冷氣，你還用得著每天沖好幾次澡嗎？還用得著每天洗一大堆臭衣服嗎？」

◎冬日睡眠

雖然這裡的主題是熱浪時的睡眠，但或許有人好奇：在寒冷的冬夜，睡眠也會受影響嗎？每到冬天，我們總是打開恆溫器，穿上厚實的套頭衫，坐在熊熊烈火前，可是到了晚上鑽進被窩，又會發生什麼事呢？

「關於夏夜睡眠的資訊通常較多，因為大家以為冬天開暖氣就好了，一定比夏天容易入睡和熟睡，」蘇菲．博斯托克博士說：「其實未必如此。」

想了解炎夏和寒冬的睡眠，必須先認識自己的晝夜節律，以及我們的體內溫度在一天裡的變化。「我們看到的是：人的核心體溫、心率、血壓、激素分泌、反應時間和情緒，在二十四小時的週期中會上下起伏。」博斯托克博士說：「我們的身體在體溫最低時睡得最熟，這會在凌晨或黎明前自然發生。」所以，想讓自己更容易入睡，就要找出最適合睡眠的溫度。

我們從臥室談起。「不論在哪一個季節，（在英國）最佳溫度都是攝氏十八到二十一度。」博斯托克博士說：「所以，把中央暖氣開一整晚對睡眠並不好。大多數人應該都有這種經驗：旅館暖氣開太強，結果你晚上又熱又不舒服。我自己傾向把臥室暖氣關著，白天關，晚上也關，連冬天也不例外。」

「血液輸送到身體末稍的過程叫血管擴張（vasodilation），身體會隨著這個過程入睡。」博斯托克博士說：「如果太冷，這個過程會停止，所以睡前泡或沖個溫水澡是好主意。冷水澡或冰浴會讓你的身體繃太緊，蒸氣浴則會讓你的核心溫度過熱。」博斯托克提到二〇一九年對十三項研究的一篇摘要報告，該文指出：就寢前一到兩小時溫暖身體至少十分鐘，入眠期（sleep latency，入睡所需的時間）能縮短十分鐘。

博斯托克說，把暖水袋放在腳邊或穿睡襪也有幫助，但最好避免睡覺時過熱（例如整晚蓋電毯）。她說：「太熱會干擾深層睡眠，也可能讓你醒過來。你很可能會在後半夜REM睡眠時醒來，因為那時調節體溫的能力比較低。」

對的溫度固然是關鍵，在晝短夜長的月份調節光照量同樣重要。「接觸日光能幫助你睡得安穩，在冬天保持正面情緒。」美國睡眠專家麥可．布勞斯（Michael Breus）說：「光照能抑制褪黑激素分泌，刺激皮質醇（cortisol）生成（皮質醇是促進行動的激素）。這能讓你白天更有活力，晚上更好入睡，休息得更好，精神也恢復得更好。」

博斯托克博士說：「到了冬天，很多人的體內節律會往後延，所以你得把生理時鐘調回來。如果你覺得精神不振，清晨散步能讓你清醒，這與褪黑激素和活動有關。」

9月15日
睡眠時數3小時，因為時差的關係

利物浦街站驚魂記之後，我獨自外出和面對人潮的能力已大幅增進。我自己去了一趟愛丁堡，更在倫敦市中心來來回回過無數次——而且再也沒出過事。事實上，我還滿享受一個人行動的。

也許有人會說：你才剛剛好轉，第一次出國就去紐約，是不是有點勉強呢？但紐約是全世界我最喜歡的地方，我很想再去看看。巴茲．魯曼（Baz Luhrmann）電影《舞國英雄》（*Strictly Ballroom*）的主角史考特．哈斯汀（Scott Hastings）講過：「活在恐懼裡的人生是殘缺的人生」——巴茲真的懂。

總之，謝謝各位關心，但我已經失去好幾年的快樂時光，而且我在紐約有幾個好朋友，我非去不可。

（我也想和那個人很好的美國作家見面。我們現在已經變得很親密。）

我已決定不要在這本書裡談太多我的新戀情。反正就睡眠論睡眠，我沒事。我剛好很習慣呈半僵屍狀態是什麼感覺，不到五個小時的時差根本是小菜一碟。

去美國前，我逮到機會採訪一位長程飛行專家，向他請教克服時差的訣竅。

◎關於睡眠，長程班機機長教我們事

想去國外度假，你得先能忍受長程飛行的種種不便和不適。長程飛行不但旅途沉悶、餐點欠佳，而且往往一路無眠（大多數人都是如此，只有少數幸運兒和用藥助眠的人沒有這種困擾），還要克服跨越不同時區的時差。

那麼，你的機長是如何保持警覺和反應呢？在不需要搭飛機的時候，我們也能把他們的智慧應用到日常事務嗎？我採訪了一位英國航空的資深機長，以及我的睡眠師父蘇菲・博斯托克博士，向他們請教將長程旅行的技巧運用到短程

日常事務的方法。

睡不著別擔心

查理機長：「我希望鬧鐘響之前能休息四個鐘頭。如果睡得著，那很棒，但即使睡不著，我這些年也會告訴自己別焦慮。」

博斯托克博士：「這個建議人人適用。睡眠最大的敵人是你太努力去睡。如果你接受自己就是睡不著，躺在床上這段時間只能用來放鬆，還是能減輕你的壓力，改善你的情緒。」

餓了再吃，累了再睡

查理機長：「對於長程飛行的生活方式，大家常常想得太多也太複雜。我自己比較喜歡有彈性一點。但我飛行時的確傾向吃輕食：沙拉配白肉，土司夾酪梨或蛋之類的。另外，我平常和飛行時都會喝很多水。」

博斯托克博士：「這是很好的建議。順從你的身體，不要在不累時強迫自己去睡——這可能造成反效果。至於吃的部分，健康飲食不論在什麼時候都很重要，在你的身體因睡眠不足而有壓力時更是如此。盡可能不要半夜吃東西，因為身體那時比較無法代謝食物。保持水分非常重要。」

做你喜歡的運動

查理機長：「我有幾個年輕同事喜歡刺激一點的運動，像衝浪，另一些同事會做瑜伽或皮拉提斯。我自己喜歡健行，尤其是去加州的時候。健行是好運動，但也是社交型運動。只要有人知道你要去健行，一定有人會想跟著一起去。」

博斯托克博士：「睡眠和運動的關係是互相的。規律運動能釋放壓力、增加你天生的睡眠驅力；品質良好的睡眠則讓你有精力運動。身體活動會釋放訊號給生理時鐘，讓它知道現在必須保持清醒。」

重要的日子之前不要喝酒

查理機長：「機長的血液裡一丁點酒精都不能有，這是規定。我駕機前晚絕不喝酒，這不只是因為隨時有隨機抽查，也是因為我喝酒之後沒辦法睡得和平常一樣好。」

博斯托克博士：「為隔天早上的事焦慮時，你很容易想喝一杯。可是和只喝水比起來，喝酒會讓你的睡眠品質變差，你醒來時也會比較累，甚至宿醉。」

清空思緒

查理機長：「有朋友跟我講過：『除非你打算馬上刪除或處理一封電郵，否則根本別打開它。』我沒有堅守這個原則，但我發現：睡前把一些事解決掉——那怕是雞毛蒜皮的小事——都能提高睡眠品質。舉例來說，我現在飛一趟杜拜可以休兩天，雖然飛行報告不急著交，但我總是想當天寫完交出去，晚上睡覺就少了一樁心事。」

博斯托克博士：「有人說就寢前寫好明天的**待辦事項**有助於放鬆，這樣腦子就不會一直繞著它打轉。」

（我：你看，我就說寫清單有用吧！）

接受凌晨三點是你的極限

查理機長：「飛行的時候——例如飛美國西海岸好了——飛機上通常有一個

機長、兩名副駕駛，有時是三個副駕駛。我們差不多六小時換班，休息三小時。我們給彼此很多支持。依照我的經驗，凌晨三到四點的**低晝夜節律期**最難熬。我以前覺得多喝點咖啡撐過去就是了，但現在知道自己感覺怎麼樣就是怎麼樣，我得接受它。需要的話就先請同事幫忙，之後再還這個人情。」

博斯托克博士：「低晝夜節律期是最難保持清醒的時候，這時體溫自然降到最低，一整天下來也累積了很多睡眠壓力。如果你非保持警醒不可，小睡十到二十分鐘能幫你提振精神。」

別仰賴咖啡因

查理機長：「如果想快點清醒，我會去洗洗臉、喝杯茶——通常是胡椒薄荷茶或檸檬薑茶——然後去座艙後面站一站，站到夠清醒了再繼續駕駛。」

博斯托克博士：「高咖啡因飲料會掩蓋自然的睡眠驅力，讓你沒辦法憑睡意來判斷自己需不需要休息。我們這位英國航空機長建議得好。」

9月21日
睡眠時數5小時32分

我想你會很高興知道：我去找那個美國作家的旅程，十分美好。

不過，令我開心的不只是新戀情加溫而已。前失眠抗戰期的我對一個人飛去紐約可能有點猶豫，失眠那幾年的我要是聽到有人說我做得到，我一定會說他瘋了。而重新能睡著的我，熱愛這一趟的每一分每一秒。

有幾件事我現在想到依舊興奮：為了搭蓋特威克機場快線（Gatwick Express），我天還沒亮就在黑衣修士站買了咖啡，好整以暇看著破曉的天光照亮倫敦；猜同車旅客的目的地是哪裡；每小時只伸手摸摸護照還在不在五次，而不像平常一樣每小時二十次；**靠自己**打理一切——通過安檢、找登機門、設定機艙網路；不自己嚇自己說那個人很好的美國作家要是落跑的話，我就完了——他當然出現了！——但我也事先想好應變方案，以防萬一。

這還只是在見到他之前呢！見面以後，我們在中城共飲馬丁尼，去蘇活區晚餐，沿高架公園（High Line）散步，乘電動摩托車在布魯克林區瞎混，再去羅斯和女兒們

（Russ & Daughters）吃燻鮭魚貝果。作家有一天下午有工作，我非但不感失落，反而一個人開開心心地在威廉斯堡度過愉快的午後。雖然相處的日子只有幾天，但道別時心情既快樂又踏實，因為我們知道之後一定會再碰面。在回國的飛機上，我甚至一個人躺了三個位子小睡了幾個小時。

因為這是自由。這是人生。這是重獲睡眠（和重獲單身）帶來的禮物。這是我清醒的時刻。

後記
Afterword

◎發病第十年：大疫之年

3月23日
睡眠時數6小時10分

現在，我已平安無事超過一年，生活也已更上軌道。我剛從紐約回來，就看到首相鮑里斯．強森神情凝重地宣布「封城」。我寒毛直豎——這下可好，疫情真的大條了。

但我隨即冒出一個自私的念頭：這樣一來，我還睡得著嗎？

光是一場家庭危機就能讓我失眠將近十年，現在碰上世界大禍，我是否還能一夜安枕？

有趣的是，我居然不太焦慮。不過，這正是重新試驗CBTi的好時機。

既然現在只有購買日用品才能外出，而且一天最多只能出門散步一次，建立習慣變得極為重要。我是這樣做的：

基本上，我每天早上醒來都會聽聽BBC的《今日》（*Today*）節目，看看社群媒體，做點工作，三餐定時吃。但我一定會依照「一天一次」的外出規定出去走走，至少在附近散步二十分鐘。呼吸新鮮空氣很重要，而且我們秋、冬和早春的日照量不足，一旦晝夜節律受到影響，生理時鐘就難以規律運作。換句話說，晚上不太可能睡好。

到了傍晚，我開始晚間行程。一位頗有智慧的心理師建議我回憶童年往事，或是生完小孩以後的事。她說：「早茶、打牌、洗澡、喝杯熱飲、床邊故事，都是常見的生活習慣。成人需要建立自己的生活習慣。」我建立的習慣是一杯紅酒（好啦，我承認，兩杯）、看看電視或社群媒體，或是打電話聊聊天。

我開始愛上烹飪。我平常總是盯著電腦坐一整天，所以做菜對我來說很療癒，因為它能讓我用到大腦不同的部分。再晚一點，我會灑沐浴鹽泡個溫水澡，點支香氛蠟燭，**絕對不看十點新聞**。

負面新聞讓人焦慮，而焦慮和睡眠背道而馳。我最晚只看六點新聞，現在甚至連六點新聞都不常看。

我嚴格貫徹自己的「睡眠限制」（見第二六八頁）。雖然名為「限制」，但它限制的不是睡眠時間，而是躺在床上做其他干擾睡眠的事的時間。所以我差不多都是午夜時分上床，睡到清晨六點自然醒。我夜裡至少會醒來一次，醒來時會看看手機（壞習慣！）。但我運氣不錯，醒來以後還是能倒回去繼續睡。

生活並非十全十美——「只」睡六個小時常讓我覺得累——但與一年半前相比，現在的生活已猶如神蹟。

4月20日
睡眠時數1小時30分——夢在瘟疫蔓延時

凌晨一點三十分，我猛然驚醒，一身冷汗。我做了一個卡在小玻璃電梯裡的夢。那個電梯窄到緊貼我的身體，低到頂著我的頭，我動彈不得，幾乎無法呼吸。我上星期也做了一場惡夢，夢裡的我不曉得遇到什麼威脅，一直打電話找男朋友救我，可是我不斷地打，打了幾百次，卻總是撥錯號碼。兩個夢都讓我心神不寧。

我在「承平時期」也會做夢，好夢和惡夢都有（我在第二九〇頁有提到一場被人追殺的夢），但疫情期間的夢似乎更寫實，細節也比以前多。

我問了一些朋友有沒有這種感覺，他們幾乎全都說有。有幾個人的夢超現實到好笑，我舉兩個例子。其中一個說：「我昨晚夢到我朋友把她的先生縮成嬰兒大小，帶著他到處跑。」另一個說：「我夢到我們全家去蘇聯度假村，碰到凱特．貝琴薩（Kate

Beckinsale），她怒氣沖沖地說她和我先生還有婚姻關係，而且她還沒拿到兩千八百萬英鎊的贍養費。」

另一個傾向左派的熟人說她夢到自己和鮑里斯・強森有一腿——可是，她和他搞在一起的目的是顛覆政府。

不過，多數人的夢還是比較貼近現實，而且常常透露出挫折、焦慮或恐懼，像找不到牙刷、困在失控的車子裡、考試根本沒準備等等。「我做過一個感覺很真實的夢：我上班大遲到，把老闆惹得很火。」我認識的一位編輯說：「做夢的時候，我的感覺簡直像是半睡半醒。醒來以後，我還花了一點時間仔細思考這到底是夢，還是真的發生了這件事。」

那麼，為什麼我們不約而同都做了很寫實的夢？搞不好封城也不是真的，鮑里斯遲早會像鮑比・尤恩（Bobby Ewing）那樣從浴室走出來，告訴我們這只是場夢？[1]不過，更大的可能是：在疫情期間，我們的腦子裡發生了有趣的事。

◎疫情期間做怪夢有沒有什麼科學解釋？

蓋伊・萊施茨納教授是倫敦蓋伊醫院的神經專科醫生。他相當優秀，對惡夢和其他有趣的夜間活動無所不知。他說：

「科學家們認為夢出現在活躍的REM睡眠期，而不是一般睡眠期。人在REM睡眠時的腦波看起來幾乎和清醒時一樣。淺眠時的夢是片片斷斷的畫面，REM睡眠時的夢比較有敘事架構。」

「睡眠科學家的假設是：在封城開始、大家不必出門工作或上學之後，我們的REM睡眠變多。REM睡眠多半出現在下半夜。以前大家多半睡眠不足，早上是被鬧鐘硬生生叫醒的。可是現在很多人不必早起，所以REM睡眠火力全開。在此同時，我們也都在設法理解現在的世界。猝然面對這樣的新環境，我們都在奮力尋找自己的位置。全年無休的二十四小時新聞對解決困境幫助不

1 譯註：鮑比・尤恩是電視劇《達拉斯》（*Dallas*，舊譯《朱門恩怨》）中的人物，在第八季末被殺，到第九季末才揭曉他的遇害只是劇中另一名角色的夢境。鮑比・尤恩回歸影集的一幕是在沖澡，在美國《電視指南》（*TV Guide*）和《電視世界》（*TV Land*）合辦之「電視史上最出乎意料之一百時刻」活動中，該幕名列第三。相關片段：https://www.youtube.com/watch?v=uG6oHIySYI4

大，但你又不可能完全不看，所以找出平衡很重要。」

「在承平時期，我們通常只把焦點放在起床和出門，不會多想自己做了什麼夢。但我們現在有時間回想它們、討論它們、書寫它們。」

「雖然有人做了滿好玩的超現實之夢，也有人根本沒做夢，但多數人做的是惡夢。不過，這或許不是壞事，因為夢算是一種夜間治療（overnight therapy）。做夢是正常，不是有病。有PTSD的人因為夜裡一直醒過來，所以沒辦法好好處理情緒經驗。在疫情期間，雖然有些人的確受到心理創傷（例如那些身在第一線、每天看到死亡的人），但大多數人是心煩，隱隱感到莫名的威脅。這造成的是焦慮，而非強烈的痛苦。」

「那麼，我們能控制自己的夢嗎？不完全可以，但我們能減輕焦慮。多想能讓你放鬆的事，練習冥想或是正念。運動會有幫助，基本的睡眠衛生也是一樣，像限制咖啡因、不要餓著肚子上床、建立就寢習慣等等，還有——不要看夜間新聞。」

不過萊施茨納教授認為，做怪夢的現象可能延續到疫情之後：「工作不穩和持續的健康風險，代表焦慮可能會以比較輕微的形式繼續。換句話說，以後的夜晚會更有趣，請大家做好準備！」

◎常見的夢隱含什麼意義？

「解夢沒有扎實的科學基礎。」蓋伊．萊施茨納教授說道：「夢也無法為你的人生問題提供具體答案。」

我在網路上看到一些關於夢的常見解釋，寫在這裡權充談資：

- 夢到掉牙齒：代表你對自己的外表和別人怎麼看你感到焦慮。
- 夢到被追趕：代表你正在逃離生活中讓你感到恐懼或焦慮的事物。
- 夢到找不到廁所：代表你在特定情境中難以表達自己的需求。
- 夢到在大庭廣眾下裸體：代表你沒辦法「找到自己」，或是受到誣賴。
- 夢到考試沒準備好：這反映出你缺少進入下一個人生階段的自信和能力。

五個人裡就有一個做過這種夢。

◎現在

寫到尾聲的此刻，疫情依然時好時壞，限制依然時鬆時緊，我們面對的未來也依然不確定。睡眠諸神仙佛慈悲，我在沉睡仙境適應良好，過得不壞。

除此之外，還有幾件不錯的事值得分享：

工作：工作順利（但願這樣講別遭天妒）。我現在定期為全國性報紙、雜誌和網站寫稿，並擔任特約編輯。

藥物：我正慢慢停掉還在吃的藥物——用自己的速度。我現在快要可以不吃普瑞巴林了，但我不急。雖然我還在吃唑匹可隆，而完美主義者大概會說我「賴皮」、這樣根本不算「戒癮」等等，但老娘不在乎。

不，這才不是投降，這只是在停藥大戰的一場戰役裡暫時妥協。我遲早會停掉唑匹可隆，只不過不是現在。我也還在吃抗憂鬱藥曲唑酮，因為我還沒決定要不要停。我比較迷信的那個部分不想破壞現狀，而且有什麼好急的呢？我現在有清楚的腦袋，有愉快的心情，有健康的身體，有寫作的創意，喔對了，我想還有……

……**傲人的體重**：不過，我還是有進步。我現在大概介於奧氮平大象和理想體重之間。雖然沒有突飛猛進，但有穩定進展。我沒有刻意節食，但飲食健康，也保持運動習慣。我繼續和K教練上課，現在最喜歡的是打拳擊墊。揍東西不只能健身，也能帶來心理滿足感，讓我擺脫負面情緒。我覺得自己身強體壯，應該不久就能恢復七英石半（約四十七．五公斤）。

「**形象**」：我又開始打扮，而且一頭栽進美甲的世界（都是OPI牌酒紅色指甲油的錯）。我發現自己其實挺適合平價服飾（而且賺了不少錢），買了一些好穿搭的衣服。不過，我真心喜歡我在馬莎百貨（M&S）買的緞面睡衣。

還有，喔！靴子和鞋子！我再次與它們墜入愛河。那雙出身量販店的滾粉紅邊運動鞋還放在鞋櫃裡，提醒我這一路是怎麼走過來的。另外，我也把Chloé Bay手提包升級成Jérôme Dreyfuss皮革包。

「**回饋**」：採訪完「改變．成長．生活．REST服務組織」的梅蘭妮．戴維斯之後，她邀我每星期去當幾小時志工。我答應了，也做得很愉快。

可惡的人格疾患診斷：我完全忘記自己曾被下過這個診斷，直到採訪薩米・提米密醫生的時候才想起來（見第一二七頁）。我打給我的全科醫生，她說我的病歷上還有這個診斷，但她有點猶豫能不能幫我把它拿掉。於是，我請她看看另一位精神科醫生的新診斷。現在她向我保證：這個診斷已經從我的病歷上消失，一丁點兒痕跡也找不到了。不過，這個小插曲告訴我們：如果你不小題大作一下，討人厭的標籤是會繼續跟著你的。

家人和朋友：老朋友幾乎都回來了，還多了一些可愛的新朋友。因為寫這本書和相關報導的關係，我還認識了一些很棒的專業人士。

我最後還是離婚了。在這些風風雨雨之後，我和孩子們的關係大概也不再可能回到從前，像一般的媽媽和孩子一樣相處。但可喜的是，我們的關係不斷改善。可惜我女兒拿不到我的結婚禮服——它在第五年時被那個私人精神健康教練扔了——但她還是能接收那件四百英鎊的芬威克皮夾克。

我和那個好紐約人的關係持續進展。

關於「自我成長」：如果要現在的我回去填康復中心那張感謝清單，我會寫滿整整兩面，然後再要一張紙。

開始失眠抗戰後，一直有人說我變得更有同理心。我比以前更能感受到別人的悲傷與喜悅。我不曉得這是因為我年紀大了，還是因為我經歷了這些事。

我知道自己並不完美，也絕不是什麼聖人——差得遠了。我還是沒什麼耐心，而且動不動就打斷別人，因為我總是急著表達想法，而且覺得自己浪費的時間已經夠多了。這應該滿沒禮貌的。但我實在受不了自怨自艾、故作姿態和自命清高——尤其是最後一種。

我討厭無法自我解嘲的人，也討厭「能量吸血鬼」。

我不會用「勇敢無畏」來形容現在的自己——哪個人不會害怕的？——但我的確變得比較不會忍氣吞聲，也比較不在乎別人怎麼看我，除非是我最親近和最珍惜的人。我也變得比較不記恨。有個心理師說他覺得我有「創傷後成長」(post-traumatic growth)，我有同感，也喜歡這個詞念起來的感覺。

我華麗回歸。

沉寂的那段日子，我錯過了社群媒體的爆炸性成長。我花了一段時間才學會怎麼和匿名鍵盤俠過招，也漸漸懂得別衝動反駁，免得講出稍後會後悔的話。我被「炎上」過幾次，但我現在對這種情況大多置之不理。喔，還有，我喜歡臉書。我那兩個十多歲的孩子常常問我：「媽你有事嗎？」

我想，迷戀社群媒體應該算是二十一世紀的成癮吧，還是我該說「依賴」？（眨眼）

那麼，我那些年到底出了什麼事？後來為什麼會變好？

我問了很多專家——有專研睡眠的專業人士，也有專研在下的親朋好友——每個人的猜測都不一樣。

有人說我在婚姻破裂時出現PTSD，也有人說我在不能入睡之前就得了憂鬱症。換言之，這兩種說法都認為我是因為精神健康問題才失眠，不是因為失眠才出現精神健康問題。

這兩種說法都無法說服我，尤其是第二種。因為憂鬱症不會一夕之間突然出現，可是我在七月十五日還很好，到七月十六日聽前夫提分手後就不好了。婚姻破裂是心理創傷嗎？對我來說，也許是。

我覺得薩米．提米密醫生的解釋有道理，他認為：對於「離婚」這個痛苦的生命事件，我的反應是「正常」而「可以理解的」（參第一二六頁）。他也相信：失眠原本只是我對離婚產生的反應之一，後來才反客為主，變成我的主要問題。換句話說：**是我把一般問題變成棘手難題**。另一方面，蓋伊・萊施茨納教授的說法也深得我心，他說：睡眠是「多種因素的結果，由生理、神經、心理和環境共同造成」（參第二三八頁），我必須全面修正這些因素，才能開始康復。

後來，我不只找回以前的我，還開創出新的面向。

接著是藥物方面，尤其是苯類藥物的問題。我自己的看法是：一開始的醫生開這些藥開得太隨便，而且開的種類太多，時間也太長，結果變得一團糟。康復中心更是一場災難，因為他們對我的特殊問題缺乏了解，醫療團隊逼我停用苯類藥物的速度也太快。最後我雖然靠自己停了藥，但速度同樣太快。

我幾乎可以確定我有出現「後戒斷症候群」（post-withdrawal syndrome）。依照海瑟・艾希頓教授的簡短定義，後戒斷症候群是「與使用苯二氮平類藥物直接或間接相關的諸多藥理和心理因素之綜合」。對於這方面的問題，喬安娜・蒙克里夫教授在《精神藥物坦白說》裡寫得很清楚，我在第一八三頁有引述一些，REST主管梅蘭妮・戴維斯的經驗也很值得借鏡（見第一六七頁）。

其實，就算我想追根究底，恐怕還是永遠無法得到這些問題的答案。所以現在，我的主要任務就是不讓同樣的事再次發生，但我不太確定做不做得到。因為回想起來，我那段時間似乎沒犯什麼值得引以為戒的大錯（除了吃苯二氮平類藥物之外）。那麼，繼續吃抗憂鬱藥能多少給我一點保障嗎？我也不確定。因為失眠找上我的時候，我已經在吃曲唑酮了（雖然劑量不高），它顯然沒能阻止失眠大軍長驅直入。而且我後來又吃了這種藥好幾年，劑量也高得多，還是感覺不出什麼效果。

所以我認為，我會康復不是因為吃了這些藥，而是因為這些藥之外的因素。

我覺得有三個東西的確有幫到我：

一、「入門級」飲食與運動建議。這些建議也許聽起來沒什麼大不了的，但重點是付諸實行，而不是一邊點頭稱是，一邊依然故我。只要你注意飲食、多多運動，心情一定能有所改善，白天也會更有精神，而這兩件事都能讓你睡得更好。

二、如果要我推薦一樣「道具」，我會建議把銀子花在重力毯（見第二八三頁）。它的確讓我在秋冬兩季（一）保持溫暖，也（二）睡得更沉。

三、CBTi原則。寫最後這幾頁的前一晚，我睡得不太安穩，醒過來好幾次。可能是因為我知道快寫完了，所以情緒有點「嗨」；也可能是因為達成目標給我壯了膽，我一口氣減了好幾毫克的普瑞巴林，於是——恭喜恭喜！——跑出了失眠這個副作用。

我到凌晨兩點才入睡，做了個惡夢，三點半就醒過來。照我以前的個性，一定會開始恐慌和／或絕望，但這次我沒有。我下樓給自己泡了一杯熱飲，端回床上，挑一本書看。在一片寂靜中，我大聲對自己說：**「別把一般問題變成棘手難題。」**（謝謝你，薩米醫生）。

後來就和蘇菲．博斯托克醫生說的一樣，隨著睡眠壓力逐漸累積，我再次感到疲倦，但手上這本書實在精采，我幾乎想撐著不睡。可是到了凌晨四點，我還是沉沉睡去。五點半時我醒了過來，接著又繼續睡到七點。總共四個半小時——達到四小時法則的標準。

整體來說，我變得比十年前更有韌性。雖然突然聽到配偶要和你離婚的打擊不小（你得承認，這對任何人來說都是晴天霹靂），但我不必因為害怕悲劇重演，就封閉自己的心，不讓自己去愛。現在的我不但有了新戀情，也和許多人建立起深厚的情誼。心碎只是人生的一部分。

我熱愛每一天，還有它帶給我的小小樂趣。當然，災禍可能潛伏在每一個角落

——二〇二〇年代初的世界還示範得不夠多嗎？——我的生活可能又一次天翻地覆，但也有小小的可能，這種事不會再發生。

有幾句話在我消沉時拉了我一把：

巴茲・魯曼《舞國英雄》裡的話：活在恐懼裡的人生是殘缺的人生。

里爾克的話：只管繼續前行／沒有一種感受永恆不變。

首席醫療官克里斯・惠提（Chris Whitty）在疫情期間爆紅的話：請換下一張（投影片）（Next slide, please）〔2〕。

容我稍微改寫十二步計畫聖經《今日雋語》裡的話：我好到爆炸。

還有我的話：繼續加油吧！

2021年1月13日

睡眠時數7小時20分（完整的6個小時加零零碎碎的80分鐘）

我達到我的黃金時數了。

我瞇眼看了一下時鐘，懶洋洋挑了一下眉毛，半是驚訝，半是高興。我叫Alexa打開BBC第四頻道，當多米尼克・歐康納（Dominic O'Connell）開始催眠似地播報起商業新聞，我翻過身，拉拉被子，又睡了過去。

2 譯註：這句話成為迷因，不但被製成馬克杯和T恤，還有Remix版：https://reurl.cc/e6RaM7

致謝
Acknowledgements

為這本書謝幕的時候到了。謝謝陪我一路走來的人，感謝你們支持我、容忍我、鼓勵我繼續堅持、幫助我重新開始……基本上，謝謝你們讓我繼續活著：

首先要感謝我超棒的家人：羅倫斯．里維（Lawrence Levy）（老爸）、莎拉．里維醫生（Sarah Levy）、麥爾斯．里維醫生（Miles Levy）、班（Ben）和蘇菲；總是帶給我驚喜的兩個孩子——不寫名字了，你們知道我講的是你們；薇樂莉（Valerie）姑姑；韓妮雅．庫伯（Hania Cooper）、約爾．庫伯（Joel Cooper）以及全家族。

還有ＪＫ，我也不寫你的名字了，你知道我說的是你。

由於我沒辦法把朋友分三六九等，這裡依字母順序感謝你們（如果有漏掉誰，我超級抱歉）：凱特琳．亞拉地（Katalin Aradi）、賈絲婷．伯柯維茲（Justine Berkovitz）、露西・蕭曼頓（Lucie Chaumeton）、溫妮・達利瓦爾（Winnie Dhaliwal）、西恩・金尼斯（Sean Guinness）、蕾雅・哈第（Leah Hardy）、荷麥恩尼・愛爾蘭（Hermione Ireland）、瑞秋・莫理斯（Rachel Morris）、亞立克斯・歐德洛依德（Alex Oldroyd）、蓓琪・許福茲（Becky Sheaves）、山姆・謝立爾（Sam Sheril）。

感謝「援軍」：妲妮雅・明可夫・艾倫（Tania Minkoff Allen）、凱瑟琳・布郎德爾（Kathryn Blundell）、莉米・愛特瓦爾（Rimi Atwal）、愛莉・休斯（Ellie Hughes）、喬・莫瑞爾（Jo Morrell）和「TeleGrazians」：珍・布魯頓（Jane Bruton）、露西・唐恩（Lucy Dunn）、薇琪・哈波（Vicki Harper）、瑪莉安・瓊斯（Marianne Jones）。「No.1」的女士海倫・卡洛爾（Helen Carroll）、海倫・佛斯特（Helen Foster）和凱瑟琳・奈特（Kathryn Knight），她們幫助我完成我「重出江湖」後的第一篇報導，也建議我寫部落格，部落格後來成為專欄，專欄又成為這本書。

感謝哈迪・贊巴拉克吉醫生（Hadi Zambarakji）拯救我的視力；感謝卡辛醫生（Kassim）、米雪兒（Michele）和辛哈（Sinha）醫生；感謝安東尼・史東（試圖）挽救我的心智，也成為我的好友；感謝嚴格而爽朗的凱倫・列文森（Karen Levison）陪我練拳。

能完成這本書，我首先要感謝的是我以前的英文老師瓊斯（Jones）先生，他啟發了我的靈感，也是我的初戀對象。謝謝TRJC讓我一生熱愛閱讀和寫作。謝謝茱莉・布齊爾（Julie Burchill）給我鼓勵、陪我午餐，還載我去布萊頓（Brighton）英國航空三百六十度觀景台。謝謝馬特・摩根（Matt Morgan）醫生在懸壺濟世之餘，還介紹我認識他優秀的經紀人夏綠蒂・熙摩爾（Charlotte Seymour），也謝謝夏綠蒂・熙摩爾一直對這本書有信心。謝謝瑪莉安・凱斯（Marian Keyes）和東尼・拜恩斯（Tony Baines）給我靈感和支持。謝謝蘇菲・博斯托克為本書寫前言、提供許多建議，並介紹「以水為基礎的被動式身體加熱法」，也謝謝書中的每一位專家願意提供智慧和經驗。

謝謝八爪魚出版（Octopus）的史蒂芬妮・傑克森（Stephanie Jackson）領我認識你強大的團隊——愛菈・帕森斯（Ella Parsons）、茱莉葉・諾斯沃希（Juliette Norsworthy）、梅根・布朗（Megan Brown）、韓柔・歐布萊恩（Hazel O'Brien）、凱文・霍金斯（Kevin Hawkins）和他的團隊，以及卡洛琳・歐伯迪（Caroline Alberti）。

最後，我想特別向布萊特（Bret）、傑曼（Jemaine）、桑德（Xander）和理查（Richard）致謝。

原註
Notes

前言

Espie, C. A., Emsley, R., Kyle, S. D., Gordon, C., Drake, C. L., Siriwardena, A. N., ... & Luik, A. I. (2019). Effect of digital cognitive behavioral therapy for insomnia on health, psychological well-being, and sleep-related quality of life: A randomized clinical trial. *JAMA Psychiatry*, 76(1), 21–30.

Longstreth, W. T. J., Koepsell, T. D., Ton, T. G., Hendrickson, A. F., & van Belle, G. (2007). The epidemiology of narcolepsy. *Sleep*, *30*(1), 13–26.

Morin, C. M., & Benca, R. (Mar. 2012). Chronic insomnia. *Lancet*, *379*(9821), 1129–1141.

Pigeon, W. R., Bishop, T. M., & Krueger, K. M. (2017). Insomnia as a precipitating factor in new onset mental illness: A Systematic review of recent findings. *Current Psychiatry Reports*, *19*(8), 44.

第一部：黑夜降臨

第二八頁，什麼是失眠？

Dr Sophie Bostock, interview with author, November 2020.

Healthline (24 Jul. 2020). Everything you need to know about insomnia. Retrieved from www.healthline.com/ health/

insomnia

Lubit, R. H. (21 Aug. 2019). Sleep–wake disorders clinical presentation. *Medscape.*

Mayo Clinic (15 Oct. 2016). Insomnia. Retrieved from www. mayoclinic.org/diseases-conditions/insomnia/symptoms-causes/syc-20355167

Roth, T. (2007). Insomnia: Definition, prevalence, etiology, and consequences. *Journal of Clinical Sleep Medicine,* 3(5 suppl), S7–S10.

Saddichha, S. (2010). Diagnosis and treatment of chronic insomnia. *Annals of Indian Academy of Neurology,* 13(2), 94–102.

Sleep Foundation (4 Sep. 2020). Insomnia. Retrieved from www.sleepfoundation.org/insomnia

Sleep Foundation (22 Jan. 2021). Women and sleep. Retrieved from www.sleepfoundation.org/women-sleep

第三四頁，失眠第一站：全科醫師

Dr Sarah Levy, interview with author, June 2020.

第三七頁，7月21日，睡眠衛生

Sleep Foundation (14 Aug. 2020). Sleep hygiene. Retrieved
from www.sleepfoundation.org/sleep-hygiene

Sleep.org. What is sleep hygiene. Retrieved from www.sleep. org/sleep-hygiene

UT News (19 Jul. 2019). Take a warm bath 1–2 hours before bedtime to get better sleep, researchers find. Retrieved from www.news.utexas.edu/2019/07/19/take-a-warm-bath-1-2- hours-before-bedtime-to-get-better-sleep-researchers-find/

第三九頁，安眠藥、抗憂鬱藥和其他「睡眠輔助」

Barnard, K., Peveler, R. C., & Holt, R. I. (2013). Antidepressant medication as a risk factor for type 2 diabetes and impaired glucose regulation: Systematic review. *Diabetes Care, 36*(10), 3337–3345.

Dr Sophie Bostock, interview with author, September 2020.

Fiore, V. (11 Sep. 2020). Antidepressants dispensed up almost a quarter in last five years. Chemist + Druggist. Retrieved from www.chemistanddruggist.co.uk/news/ antidepressants-dispensed-almost-quarter-last-five-years

Grigg-Damberger, M. M., & Ianakieva, D. (2017). Poor quality control of over-the-counter melatonin: What they say is often not what you get. *Journal of Clinical Sleep Medicine, 13*(2), 163–165.

Harvard Health Publishing (2019). Improving sleep: A guide to a good night' s rest. A Harvard Medical School Special Health Report, 24–27.

Healthline (25 Feb. 2020). Why withdrawal symptoms can be ser- ious when someone stops taking antidepressants. Retrieved from www.healthline.com/health-news/antidepressants- physical-dependence-withdrawal-symptoms

Kirsch, I. (2014). Antidepressants and the placebo effect. *Zeitschrift für Psychologie, 222*(3), 128–134.

Mind (Aug. 2016). Sleeping pills and minor tranquillisers. Re- trieved from www.mind.org.uk/information-support/drugs-and-treatments/sleeping-pills-and-minor-tranquillisers/ about-sleeping-pills-and-minor-tranquillisers/

National Institute for Health and Care Excellence (15 Jan. 2015). Hypnotics. Retrieved from www.nice.org.uk/advice/ktt6/resources/hypnotics-pdf-1632173521093

Public Health England (3 Dec. 2020). Prescribed medicines review: Summary. Retrieved from www.gov.uk/government/ publications/prescribed-medicines-review-report/ prescribed-medicines-review-summary

第四八頁，7月23日

Diamond, J. (2001). *Snake Oil and Other Preoccupations.*
Vintage.

Preston, P. (1 Jul. 2001). Polished Diamond. *The Observer.* Retrieved from www.theguardian.com/theobserver/2001/jul/01/society

第五三頁，人到底該睡多久？該什麼時間睡？

American Psychological Association (May 2020). Why sleep is important. Retrieved from www.apa.org/topics/sleep/why

Dr Sophie Bostock, interview with the author, July 2019.

Capuccio, F. P., D' Elia, L., Strazzullo, P., & Miller, M. A. (2010). Sleep duration and all-cause mortality: A systematic review and meta-analysis of prospective studies. *Sleep, 33*(5), 585–592.

Centers for Disease Control and Prevention (2017). How much sleep do I need? Retrieved from www.cdc.gov/sleep/about_sleep/how_much_sleep.html

Consensus Conference Panel, Watson, N. F., Badr, M. S., Belenky, G., Bliwise, D. L., Buxton, O. M., ... & Tasali, E. (2015). Recommended amount of sleep for a healthy adult: A joint consensus statement of the American Academy of Sleep Medicine and Sleep Research Society. *Journal of Clinical Sleep Medicine, 11*(6), 591–592.

Harvard Health Publishing (Aug. 2019). How much sleep do we really need? Retrieved from www.health.harvard.edu/staying-healthy/how-much-sleep-do-we-really-need

Sleep Foundation (31 Jul. 2020). How much sleep do we really need? Retrieved from www.sleepfoundation.org/ how-sleep-works/how-much-sleep-do-we-really-need

University of Warwick (May 2010). Short sleep increases risk of death & over long sleep can indicate serious illness. Retrieved from www.warwick.ac.uk/newsandevents/ pressreleases/short_sleep_increases/

第六一頁，失眠在什麼情況下會被轉介給精神科醫生？精神科醫生可能會怎麼做？

Mind. Drugs and treatments. Retrieved from www.mind.org. uk/information-support/drugs-and-treatments/

Mind (2016). Psychiatric medication: Drug names A–Z. Retrieved from www.mind.org.uk/information-support/ drugs-and-treatments/medication/drug-names-a-z/

Mind (2016). Psychiatric medication: What is psychiatric medication? Retrieved from www.mind.org.uk/information-support/drugs-and-treatments/medication/about-medication/

Dr Sami Timimi, interview with author, June 2020.

第53頁，暫時性失眠怎麼變成甩不掉的長期失眠？

Dr Sophie Bostock, interview with author, December 2020.

第二部：輾轉難眠

第七六頁，多吃／少吃碳水化合物

Afaghi, A., O'Connor, H., & Chow, C. M. (2007). High- glycemic-index carbohydrate meals shorten sleep onset. *The American Journal of Clinical Nutrition, 85*(2), 426–430.

Gangwisch, J. E., Hale, L., St-Onge, M. P., Choi, L., LeBlanc, E. S., Malaspina, D., ... & Lane, D. (2020). High glycemic index and glycemic load diets as risk factors for insomnia: Analyses from the Women's Health Initiative. *The American Journal of Clinical Nutrition, 111*(2), 429–439.

第七七頁，試試認知行為療法

NHS (16 Jul. 2019). Overview: Cognitive behavioural therapy (CBT). Retrieved from www.nhs.uk/conditions/ cognitive-behavioural-therapy-cbt/

第八四頁，出現自殺念頭時該怎麼辦？

Mind (2020). Suicidal feelings. Retrieved from www.mind.org.uk/media-a/6164/suicidal-feelings-2020.pdf

Rilke, R. M. (1996). Go to the limits of your longing. In: Macy, J., & Barrows, A. (trans.). *Rilke's Book of Hours: Love Poems to God*. Riverhead Books.

第一〇四頁，失眠對身體健康有什麼影響？

Dr Sophie Bostock, interview with author, July 2010.

Harvard Health Publishing (2019). Improving sleep: A guide to a good night's rest. A Harvard Medical School Special Health Report.

Kim, H., Hegde, S., LaFiura, C., et al. (2021). COVID-19 illness in relation to sleep and burnout. *BMJ Nutrition, Prevention & Health*

第一一五頁，2月9日

Dr Sarah Levy, interview with author, August 2020.

Lubit, R. H. (5 Nov. 2018). What are the DSM-5 diagnostic criteria for borderline personality disorder (BDP)? *Medscape*.

第一二〇頁，人格疾患

American Psychiatric Association (Nov. 2018). What are personality disorders? Retrieved from www.psychiatry.org/patients-families/personality-disorders/what-are-personality- disorders

Dr Sophie Bostock, interview with author, September 2020.

Freedenthal, S. (15 Oct. 2013). Should we abolish the diagnosis of borderline personality? [blog]. GoodTherapy. Re-

trieved from www.goodtherapy.org/blog/should-we-abolish-the- diagnosis-of-borderline-personality-1015134
Mayo Clinic (23 Sep. 2016). Personality disorders. Retrieved from www.mayoclinic.org/diseases-conditions/ personality-disorders/symptoms-causes/syc-20354463
NHS (12 Oct. 2020). Personality disorder. Retrieved from www.nhs.uk/conditions/personality-disorder/
Rethink Mental Illness. Personality disorders. Retrieved from www.rethink.org/advice-and-information/about-mental-illness/learn-more-about-conditions/personality-disorders/
Dr Sami Timimi, interview with author, August 2020.

第一三三頁，海瑟・艾希頓與《艾希頓手冊》

Ashton, C. H. (Aug. 2002). *Benzodiazepines: How They Work and How to Withdraw* (aka *The Ashton Manual*). Retrieved from www.benzo.org.uk/manual/bzcha00.htm
www.benzo.org.uk

第一三四頁，可是，當你試著擺脫苯類藥物，日子會變得更加難過……

Moncrieff, J. (2020). *A Straight Talking Introduction to Psychiatric Drugs: The Truth About How They Work and How to Come Off Them* [second edition]. PCCS Books, 147.

第一三六頁，「成癮」和「依賴」的修辭政治學

Addiction Center (30 Nov. 2020). Addiction vs. dependence. Retrieved from www.addictioncenter.com/addiction/addiction-vs-dependence/
Dr Mark Horowitz, interview with author, March 2021.

第一五〇頁，戒癮十二步計畫

Alcoholics Anonymous. The Twelve Steps of Alcoholics Anonymous. Retrieved from www.alcoholics-anonymous. org. uk/about-aa/the-12-steps-of-aa

Nicky Walton-Flynn, interview with author, July 2020.

Wilson, W. G. (1939). *Alcoholics Anonymous: The Story of How More Than One Hundred Men Have Recovered from Alcoholism.* The Anonymous Press.

第一六六頁，這間康復中心犯了什麼錯？

Nicky Walton-Flynn, interview with author, July 2020.

第一六七頁，「本來」應該怎麼戒斷苯類藥物？

Melanie Davis, interview with author, July 2020.

第一八三頁，第十年：來自未來的補充說明

Moncrieff, J. (2020). *A Straight Talking Introduction to Psychiatric Drugs: The Truth About How They Work and How to Come Off Them* [second edition]. PCCS Books, 147.

第一八五頁，1月14日

Letter to author and her GP from private psychiatrist.

第一八六頁，精神病的定義

NHS (10 Dec. 2019). Overview: Psychosis. Retrieved from www.nhs.uk/conditions/psychosis/

Dr Sami Timimi, interview with author, August 2020.

第一九二頁，3月3日

Letter to author and her GP from private psychiatrist.

第二〇四頁，聊聊睡眠監測器

Glazer Baron, K., Abbott, S., Jao, N., Manalo, N., & Mullen, R. (2017). Orthosomnia: Are some patients taking the quantified self too far? *Journal of Clinical Sleep Medicine*, 13(2), 351–354.

Professor Guy Leschziner, interview with author, August 2019.

第二〇九頁，1月23日

Letter to author and her GP from NHS psychiatrist.

第二一〇頁，幾年後我和薩米・提米密醫生提到這件事

Dr Sami Timimi, interview with author, August 2020.

第二一三頁，6月15日

Letter to author and her GP from NHS psychiatrist.

第二一四頁，6月6日

Letter to author and her GP from NHS psychiatrist.

第二三三頁，剖析睡眠

National Institute of Neurological Disorders and Stroke (13 Aug. 2019). Brain basics: Understanding sleep. Retrieved from www.ninds.nih.gov/Disorders/Patient- Caregiver-Education/Understanding-Sleep

Schneider, L. (2017). Anatomy and physiology of normal sleep. In: Miglis, M. G. (ed.). *Sleep and Neurologic Disease*. Academic Press, 1–28.

第二三九頁，12月14日

Letter to author and her GP from sleep specialist.

第三部：雨過天晴

第二三五頁，矛盾性失眠，又稱睡眠狀態錯覺

Professor Guy Leschziner, interview with author, September 2020.

Wikipedia (12 Jan. 2021). Sleep state misperception. Retrieved from https://en.wikipedia.org/wiki/Sleep_state_misperception

第二四〇頁，12月19日

Letter to author and her GP from NHS psychiatrist.

第二五四頁，5月22日

Levy, M. (22 May 2019). Insomnia robbed me of my job, family, and sanity. *Daily Mail*. Retrieved from www.dailymail.

co.uk/femail/article-7059837/Insomnia- robbed-job-family-sanity-former-editor-Mother-Baby- magazine.html

第二五五頁，5月25日

Fortune Business Insights (Aug. 2020). Fitness tracker market size, share & COVID-19 impact analysis. Retrieved from www.fortunebusinessinsights.com/toc/fitness-tracker- market-103358

McGurk, S. (31 Mar. 2020). The business of sleep. *GQ Magazine*. Retrieved from www.gq-magazine.co.uk/ lifestyle/article/the-business-of-sleep

RAND Europe (30 Nov. 2016). Lack of sleep costing UK economy up to ￡40 billion a year. Retrieved from www. rand.org/news/press/2016/11/30/index1.html

第二五七頁，6月5日

Letter to author and her GP from NHS psychiatrist.

第二五九頁，普瑞巴林究竟是什麼來頭？

Green, K., O'Dowd, N. C., Watt, H., Majeed, A., & Pinder, R. J. (2019). Prescribing trends of gabapentin, pregabalin, and oxycodone: A secondary analysis of primary care prescribing patterns in England. *BJGP Open*, 3(3).

Professor David Healy, interview with author, September 2019.

第二六二頁，6月18日

Levy, M. (18 Jun. 2019). I've just woken up from a seven-year news coma – what have I missed? *Daily Telegraph*. Retrieved from www.telegraph.co.uk/women/life/just- woken-seven-year-news-coma-have-missed/

第二六七頁，失眠認知行為療法（CBTi，Cognitive behavioural therapy）

Dr Sophie Bostock, interview with author, September 2020.

Drake, C., Roehrs, T., Shambroom, J., & Roth, T. (2013). Caffeine effects on sleep taken 0, 3, or 6 hours before going to bed. *Journal of Clinical Sleep Medicine*, 9(11), 1195–1200.

Sleepio. CBT for insomnia – the science behind Sleepio.

Retrieved from www.sleepio.com/cbt-for-insomnia/

www.thesleepscientist.com/

第二七二頁，7月11日

Burchill, J. (7 Jun. 2020). Psychedelic dreams are the best thing about lockdown. *Telegraph*. Retrieved from www. telegraph.co.uk/news/2020/06/07/psychedelic-dreams- best-thing-lockdown/

第二七三頁，早鳥或夜貓？你的「時型」是哪種？

Dr Sophie Bostock, interview with author, August 2019.

Curtis, B. J., Ashbrook, L. H., Young, T., Finn, L. A., Fu, Y. H., Ptáček, L. J., & Jones, C. R. (2019). Extreme morning chronotypes are often familial and not exceedingly rare: The estimated prevalence of advanced sleep phase, familial advanced sleep phase, and advanced sleep–wake phase disorder in a sleep clinic population. *Sleep*, 42(10), zsz148.

MasterClass (2 Feb. 2021). How to determine your chronotype and ideal sleep schedule. Retrieved from www.masterclass.com/articles/how-to-determine-your-chronotype

Sleep Foundation (8 Jan. 2021). Chronotypes. Retrieved from www.sleepfoundation.org/how-sleep-works/chronotypes

University of Birmingham (10 Jun. 2019). Night owls can 'retrain' their body clocks to improve mental well-being and performance. ScienceDaily. Retrieved from www. sciencedaily.com/releases/2019/06/190610100622.htm

第二八〇頁，為什麼睡眠不足會讓你變成沒睡午覺的暴躁小鬼

Susan Quilliam, interview with author, September 2019.

第二八六頁，大麻二酚（CBD，Cannabidiol）

Harvard Health Publishing (24 Aug. 2018). Cannabidiol (CBD) – what we know and what we don't. Retrieved from www.health.harvard.edu/blog/cannabidiol-cbd-what-we- know-and-what-we-dont-2018082414476

Heathline (11 May 2020). CBD for insomnia: Benefits, side effects, and treatment. Retrieved from www.healthline. com/health/cbd-for-insomnia

Medical News Today (29 Sept. 2020). Does CBD help treat insomnia? Retrieved from www.medicalnewstoday.com/ articles/cbd-for-insomnia

Shannon, S., Lewis, N., Lee, H., & Hughes, S. (2019). Cannabidiol in anxiety and sleep: A large case series. *The Permanente Journal*, 23, 18–41.

第二八七頁，淺談寢具

Professor Adam Fox, interview with author, August 2019.

James O'Loan, interview with author, August 2019.

Warren, J. (26 Apr. 2019). Clostridiales, Neisseriales, and Fusobacteriales: The bacteria that lurks in four- week-old bedsheets. Time4Sleep. Retrieved from www. time4sleep.co.uk/blog/clostridiales-neisseriales-and- fusobacteriales-the-bacteria-that-lurks-in-four-week-old- bedsheets

Warren, J. (28 Feb. 2020). How often should you change your bed sheets. Time4Sleep. Retrieved from www. time4sleep.co.uk/blog/how-often-should-you-change- your-bed-sheets

第二九六頁，8月25日

Dr Sophie Bostock, interview with author, July 2019.

Breus, M. (23 Jul. 2019). 7 ways to sleep better in the next heatwave. The Sleep Doctor. Retrieved from www.thesleepdoctor. com/2019/07/23/sleep-better-next-heat-wave/

Department of Health, Government of Australia. Sleeping in very hot weather. Retrieved from www.healthywa.wa.gov.au/Articles/S_T/Sleeping-in-very-hot-weather

Medical News Today (14 Mar. 2020). What happens if you drink too much water? Retrieved from www.medicalnewstoday. com/articles/318619

Somerset Urology Associates (26 Oct. 2013). Drink three litres of water a day or risk kidney stones warns expert as hospital admissions for renal conditions rise. Retrieved from www.somerseturology.co.uk/food-tips/ water-a-day-or-risk-kidney-stones/

第二九九頁，冬日睡眠

Dr Sophie Bostock, interview with author, November 2020.

Breus, M. (9 Dec. 2019). Why is my insomnia worse in winter? Your cold-weather sleep questions answered. The Sleep Doctor. Retrieved from www.thesleepdoctor. com/2019/12/09/why-is-my-insomnia-worse-in-winter- your-cold-weather-sleep-questions-answered/

Haghayegh, S., Khoshnevis, S., Smolensky, M. H., Diller, K. R., & Castriotta, R. J. (2019). Before-bedtime passive body heating by warm shower or bath to improve sleep: A systematic review and meta-analysis. *Sleep Medicine Review Aug*(46), 124–135.

第三〇二頁，關於睡眠，長程班機機長教我們事

Dr Sophie Bostock, interview with author, October 2019. Captain Charles Everett, interview with author, October 2019.

後記

第三一五頁，疫情期間做怪夢有沒有什麼科學解釋？

Professor Guy Leschziner, interview with author, April 2020.

第三一七頁，常見的夢隱含什麼意義？

Atherton, S. The 10 most common dreams & what they mean. Dreams. Retrieved from www.dreams.co.uk/ sleep-matters-club/the-10-most-common-dreams-what- they-mean/

Professor Guy Leschziner, interview with author, April 2020.

第三三三頁，那麼，我那些年到底出了什麼事？後來為什麼會變好？

Ashton, C. H. (2004). Protracted withdrawal symptoms from benzodiazepines. Retrieved from www.benzo.org.uk/ pws04. htm

延伸閱讀與相關資源
Further Reading & Resources

書籍

Professor David Healy, *Psychiatric Drugs Explained*, London: Churchill Livingstone, 2016

Professor Guy Leschziner, *The Nocturnal Brain: Nightmares, Neuroscience and the Secret World of Sleep*, London: Simon & Schuster, 2019

Dr Guy Meadows, *The Sleep Book: How to Sleep Well Every Night*, London: Orion, 2014

Professor Joanna Moncrieff, *A Straight Talking Introduction to Psychiatric Drugs: The Truth About How They Work and How to Come Off Them*, second edition, Monmouth: PCCS Books, 2020

Dr Sami Timimi, *Insane Medicine: How the Mental Health Industry Creates Damaging Treatment Traps and How You Can Escape Them*, self-published, 2021

Matthew Walker, *Why We Sleep: The New Science of Sleep and Dreams*, London: Penguin, 2018

實用網站及資源

samaritans.org

Call the Samaritans on 116 123

giveusashout.org

text 'SHOUT' to 85258

mind.org.uk

Alcoholics Anonymous: alcoholics-anonymous.org.uk Allergy UK: allergyuk.co.uk

American Psychiatric Association: psychiatry.org benzo.org.uk

benzobuddies.org/forum

Bristol & District Tranquilliser Project: btpinfo.org.uk

www.changegrowlive.org www.changegrowlive.org/recovery-experience-sleeping- pills-and-tranquillisers-rest www.changegrowlive.org/advice-info/alcohol-drugs/ drugs-chat-to-someone-online

Council for Information on Tranquillisers, Antidepressants, and Painkillers: citap.org.uk

DermaSilk: dermasilk.co.uk

Mad In America: madinamerica.com Mayo Clinic: mayoclinic.org Narcotics Anonymous: ukna.org nhs.uk

Rethink Mental Illness: rethink.org Sleepio: sleepio.co.uk

Dr Sophie Bostock: thesleepscientist.com Dr Michael Breus: thesleepdoctor.com

註：如果你不住在英國，請向你的醫生詢問哪裡可以尋求幫助，他們應該能協助你找到合適的資源。

本書專家顧問
The Academy of Experts

蘇菲・博斯托克博士於諾丁罕大學習醫，後於倫敦大學學院先後取得創業碩士（MSc in Entrepreneurship）與健康心理學博士學位。她曾成功協助CBTi數位計畫Sleepio納入NHS，嘉惠五分之一的英國人口。蘇菲曾擔任TEDx和Talks at Google的講者，也常以睡眠專家的身分受邀參加全國性節目。

梅蘭妮・戴維斯是服務組織REST（康復〔Recovery〕、經驗〔Experience〕、安眠藥〔Sleeping Pills〕和鎮靜劑〔Tranquilisers〕）的主管，該組織旨在支持安眠藥和苯二氮平類藥物的使用者。她也是實證精神醫學會議和國會跨黨派處方藥依賴小組（All-Party Parliamentary Group for Prescribed Drug Dependence）的成員。梅蘭妮曾為三千名以上依賴處方藥的成人提供情感和實際支持。

馬可・霍洛維茲博士是倫敦大學學院精神醫學系研究員。他來自澳洲雪梨，二〇一五年於倫敦國王學院精神醫學、心理學與神經科學研究中心（Institute of Psychiatry, Psychology and Neuroscience）取得博士學位，專攻抗憂鬱藥的神經生物學影響，目前的興趣是合理開立精神病處方和去處方（de-prescribing，亦即停藥的時機與方法）。他同時也是RADAR實驗委員及皇家精神醫學會（Royal College of Psychiatry）抗憂鬱藥停藥指引的共同作者。

蓋伊・萊施茨納教授是倫敦國王學院神經學與睡眠醫學教授，也是歐洲頂尖睡眠服務機構倫敦蓋伊醫院睡眠障礙中心的主任，著有《夜行大腦》，主持BBC第四頻道「睡眠奧祕」（Mysteries of Sleep）節目。

喬安娜・蒙克里夫教授於新堡大學習醫，在倫敦及東南受訓。她曾在精神療養院擔任專科醫生十年，過去三年則在倫敦東北提供社區心理健康服務。喬安娜目前在倫敦大學學院授課及研究，創辦批判精神醫學網絡（Critical Psychiatry Network）並擔任共同主席。

蘇珊・薇蓮是心理學家、關係教練和問答專欄作家，著有多本書籍。她是性與關係治療師協會（College of Sexual and Relationship Therapists）和皇家醫學會（Royal Society of Medicine）非正式會員、劍橋諮商中心（Relate Cambridge）代言人和邊緣人慈善基金會（Outsiders）贊助人

安東尼・史東曾於私人診所擔任心理師超過三十年，在此之前亦曾經商。他以存在主義與人本主義為取向，也熟悉精神分析。安東尼對藥物的效果深表懷疑，也相信人至少要七十歲以上才能當心理師——這是「耆老」的行當。

薩米・提米密醫師是兒童與青少年精神醫學專科醫生，也是兒童精神醫學與心理健康改善中心訪問教授，工作和生活都在林肯郡（Lincolnshire）。他善於從批判的角度探討心理健康，也已就兒童、心理治療和行為問題等主題出版多本著作，最新作品是《瘋狂醫學：心理健康產業如何創造有害的治療陷阱，以及你能如何避開這些圈套》（*Insane Medicine: How the Mental Health Industry Creates Damaging Treatment Traps and How You Can Escape Them*）

妮琪・沃頓－弗林是成癮心理學家和創傷治療師，她在二〇〇七年成立倫敦成癮治療中心（Addiction Therapy London）。妮琪曾在倫敦一家私人康復中心工作，也曾與慈善組織合作，以傷害最小的介入方式幫助街友和街頭成癮者。

INSIDE 29

學會好好睡 我的失眠抗戰日誌

THE INSOMNIA DIARIES

How I learned to sleep again

作　　者　米蘭達・里維（Miranda Levy）
譯　　者　朱怡康
責任編輯　林慧雯
封面設計　萬勝安

編輯出版　行路／遠足文化事業股份有限公司
總 編 輯　林慧雯
社　　長　郭重興
發行人兼出版總監　曾大福
發　　行　遠足文化事業股份有限公司
23141 新北市新店區民權路108之4號8樓
代表號：（02）2218-1417　客服專線：0800-221-029　傳真：（02）8667-1065
郵政劃撥帳號：19504465　戶名：遠足文化事業股份有限公司
歡迎團體訂購，另有優惠，請洽業務部（02）2218-1417分機1124、1135
法律顧問　華洋法律事務所　蘇文生律師
特別聲明　本書中的言論內容不代表本公司／出版集團的立場及意見，由作者自行承擔文責。

印　　製　韋懋實業有限公司
初版一刷　2022年9月
定　　價　440元
I S B N　9786269622344（紙本）
9786269622368（PDF）
9786269622375（EPUB）

國家圖書館預行編目資料

學會好好睡：我的失眠抗戰日誌
米蘭達・里維（Miranda Levy）著；朱怡康譯
一初版一新北市：行路出版，
遠足文化事業股份有限公司發行，2022.09
面；公分（Inside；29）
譯自：The Insomnia Diaries
How I Learned to Sleep Again
ISBN 978-626-96223-4-4（平裝）
1.CST：睡眠　2.CST：失眠　3.CST：健康法
411.77　　111011120